Der Blitz über dem Reisfeld

Witwen aus einem Dorf bei Hiroshima berichten

Herausgegeben von Mikio Kanda
Mit 19 Fotos und 2 Karten
Aus dem Japanischen von Mieko Akisawa-Schamoni
und Wolfgang Schamoni

Deutscher
Taschenbuch
Verlag

dtv

Deutsche Erstausgabe
Juli 1985

Titel der japanischen Originalausgabe:
Genbaku ni otto wo ubawarete

Umschlaggestaltung: Celestino Piatti
Umschlagfoto: Mikio Kanda
Gesamtherstellung: C. H. Beck'sche Buchdruckerei,
Nördlingen
Printed in Germany · ISBN 3-423-10467-8

Das Buch

Die meisten Männer aus dem japanischen Dorf Kawauchi-Nukui waren am 6. August 1945, dem Tag des Atombombenabwurfs, zum Arbeitseinsatz im nahegelegenen Hiroshima: Sie kehrten nicht zurück. In fast allen Häusern des Dorfes waren die Frauen zu Witwen geworden. Vierzig Jahre später erzählen nun diese Frauen, was sie damals erlebt und gefühlt haben. Ihre Berichte sind von erschütternder Unmittelbarkeit, noch völlig lebendig ist bei allen die Erinnerung an die zehn Kilometer entfernte Atombombenexplosion, an das Grauen, an das vergebliche Warten und Umherirren auf der Suche nach ihren Männern und Kindern. Jede dieser Bauersfrauen erzählt aber auch ihr Leben: Kindheit, Heirat, Krieg und Nachkriegszeit ergeben das eindrucksvolle Bild bäuerlicher japanischer Kultur, von Frauen erlebt.

Der Herausgeber

Mikio Kanda, geboren 1922, arbeitet in der Informationsabteilung der Genossenschaftszentrale für die Präfektur Hiroshima. Zahlreiche Buchveröffentlichungen zu Landwirtschaft und Kultur der Region Hiroshima.

Die Übersetzer

Mieko Akisawa-Schamoni, geboren in Kanuma, studierte in Tokio japanische Literatur; sie lebt seit 1968 in der Bundesrepublik. Wolfgang Schamoni studierte in Bonn und Tokio japanische Literatur; er ist seit 1982 Professor für Japanologie an der Universität München; Veröffentlichungen zur modernen japanischen Literatur- und Geistesgeschichte.

dtv
zeugen und zeugnisse

Inhalt

Japanische Personennamen wurden in der in ganz Ostasien üblichen Reihenfolge belassen: Voraus steht der Familienname, es folgt der persönliche Name. Lediglich beim Namen des Herausgebers auf Umschlag und Titelei dieses Buches wurde die »europäische« Reihenfolge gewählt.
Ein Glossar und eine Karte der Umgebung Hiroshimas finden sich am Ende des Bandes.

Vorwort des Herausgebers

Hiroshima liegt im Delta des Ôtagawa. Es wurde am 6. August 1945 um 8.15 Uhr morgens durch eine Atombombe zerstört, die von einem amerikanischen strategischen Bomber des Typs B 29, der »Enola Gay«, abgeworfen wurde. Heute ist Hiroshima mit 900000 Einwohnern eine blühende Stadt, die elftgrößte Japans.

Der Abwurf der Atombombe liegt jetzt (1982) siebenunddreißig Jahre zurück. Das Grauen, das die Atombombe brachte, ist zu einer Tragödie der Vergangenheit geworden, und die Erinnerung daran verblaßt zusehends. Doch für die Bürger von Hiroshima, die die Wirkung der Atombombe am eigenen Leibe erfahren haben, ist dieses Ereignis kein abgeschlossenes Kapitel der Geschichte. Der Protest gegen den Krieg und gegen die Atombombe, der Ruf nach Frieden, ist lebendig und wird mit Ernst und persönlichem Einsatz vertreten.

Dieses Buch enthält die Lebensberichte von Bäuerinnen, denen die Atombombe die Männer und Kinder raubte: Die Geschichte ihrer jeweiligen Herkunft und Heirat, das Erleben der Atombombe und das Leben danach. Aufgezeichnet wurden diese Berichte zehn Kilometer nördlich von Hiroshima, in der Gemeinde Satô, Bezirk Süd-Asa (früher: Dorf Kawauchi, Kreis Asa). Zu dieser Gemeinde gehört der Weiler Kawauchi-Nukui, der als »Dorf der Atombombenwitwen« bekannt ist.

Kawauchi war damals ein kleines Dorf mit fünfhundertfünfzig Haushalten, zu denen etwa zweitausend Menschen gehörten. Hier wurde im Juni 1945, in Erwartung des Entscheidungskampfes auf dem japanischen Festland, eine »Freiwilligen-Einheit« unter der Leitung des ebenfalls durch die Atombombe umgekommenen Bürgermeisters Masukawa Kôta gebildet. Ihr gehörten alle Männer zwischen sechzehn und sechzig und alle Frauen bis vierzig Jahren an (mit Ausnahme der Mütter mit Kindern unter drei Jahren sowie der Kranken und Verletzten). Im Juli 1945 erging von der Kreisverwaltung Asa die Anweisung an die Einheit, vom 3. August an für vier Tage zum Flughafenbau nach Neno (heute Gemeinde Yachiyo, etwa zwanzig Kilometer nordöstlich von Kawauchi) beziehungsweise zu Abbrucharbeiten nach Nakajima-shinmachi in Hiroshima auszurücken. In Hiroshima sollten auf Anweisung des Innenministeriums an 133 Stellen insgesamt 27 Hektar Brandschneisen geschaffen werden. Über den Einsatzort der einzelnen Freiwilligen-Einheiten wurde entschieden, indem die Vertreter der nach den Großweilern Nakachôshi und Nukui gebildeten Unter-Einheiten Lose zogen. Das Los zur Arbeit in der Innenstadt von Hiroshima fiel an jenem Tag auf die 191 Freiwilligen aus Nukui.

Um Viertel nach acht explodierte die Atombombe über den eifrig mit Abbrucharbeiten beschäftigten Mitgliedern der Nukui-Untereinheit und verwandelte die ganze Stadt in ein Flammenmeer. Die Freiwilligen-Einheit wurde praktisch ausgelöscht. Lediglich sieben Mitglieder kamen, am ganzen Körper mit Brandwunden übersät, in ihr Dorf zurück, wo sie wenig später starben. Alle anderen blieben vermißt.

Als man im Dorf die schreckliche Nachricht erhielt, suchten die Bewohner von Nukui in der niedergebrannten Stadt nach ihren Angehörigen. Die meisten wußten auch nach einer Woche und auch nach zehn Tagen noch nicht, was aus den Gesuchten geworden war. Es war nichts von ihnen übriggeblieben. Unter den Verzweifelten befanden sich fünfundsiebzig Ehefrauen, denen die Männer geraubt worden waren. Das Dorf Nukui war in grausamster Weise betroffen. In fast allen Häusern waren die Frauen zu Witwen geworden.

1982 lebten noch sechsundzwanzig dieser Witwen. Alle

stehen in hohem Alter. In diesem Buch berichten – die Kranken und anderweitig Verhinderten ausgenommen – neunzehn von ihnen über ihr Leben: Bäuerinnen, die trotz der erlittenen sekundären Strahlung überlebten, und die sich, eingebunden in die tief verwurzelten Konventionen der Dorfgemeinschaft, ganz der Landwirtschaft gewidmet haben. Diese Frauen gehören zu den wenigen Zeugen der Atombombe, die bereitwillig ihre Erfahrung der Nachwelt vermitteln.

Dieses Buch beruht auf den Berichten, die von März bis Oktober 1981 in der Hiroshima-Regionalausgabe der Landwirtschaftszeitung ›Nihon nôgyô shinbun‹ unter dem Titel ›Die Bäuerinnen, denen die Atombombe die Männer raubte – Sechsunddreißig Jahre danach‹ erschienen sind. Ich habe die Berichte von vier weiteren Frauen hinzugefügt und lege sie nun einer breiteren Leserschaft vor. Herzlich danke ich Herrn Fujiwara Masao, Geschäftsführender Vorstand des Gesamtjapanischen Informationsbüros der landwirtschaftlichen Genossenschaften, und Herrn Arai Masaru, Chefredakteur der ›Nihon nôgyô shinbun‹, die ihr freundliches Einverständnis zu diesem Abdruck gaben. Für die Hilfe bei der Zusammenstellung und Drucklegung der japanischen Ausgabe danke ich Herrn Sakamaki Katsumi vom Verlag Iwanami shoten.

Vor allem aber danke ich den Frauen von Nukui, die uns ihr Leben erzählt haben. Mögen ihnen noch viele Jahre beschieden sein.

Januar 1982
Kanda Mikio

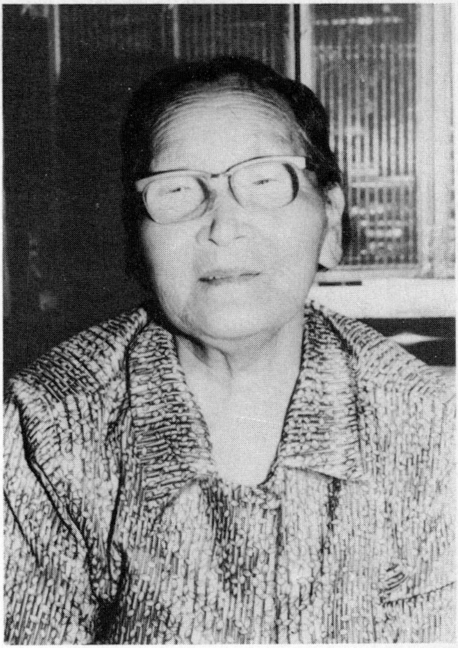

Nishimoto Setsuko

Wir waren kein normales Ehepaar

Arbeiten, immer nur arbeiten

In der letzten Zeit läßt mein Gedächtnis nach, und ich vergesse vieles. Ich weiß nicht, ob ich Ihnen alles so erzählen kann, wie Sie es erwarten.

Ich wurde am 10. April 1901 geboren, bin jetzt achtzig Jahre alt. Meine älteste Schwester hieß Setsume, die zweitälteste Kiyome, mein jüngerer Bruder hieß Masabu. Ich war also die dritte Tochter meiner Eltern. Wir waren vier Geschwister.

Mein Vater hieß Eikichi. Er ist gestorben, als ich drei Jahre alt war; deshalb habe ich kaum Erinnerung an ihn. Meine Mutter hieß Otsuru – wie die Pilgerin Otsuru in der Legende. Sie ist in jungen Jahren Witwe geworden, mit vier Kindern. Mein Bruder Masabu war damals zehn Monate alt und fing grade an zu krabbeln. Als junge Witwe mit vier Kindern, da hat es meine Mutter schwer gehabt. Sie ist nach dem Krieg mit achtundachtzig gestorben. Sie hat mit ihren Kindern zusammen 6 Tan Reisfeld bearbeitet.

Wir haben in Higashino, in der Gemeinde Yasufuruichi, gewohnt. Wenn wir aus der Schule heimkamen, haben wir unserer Mutter bei der Arbeit helfen müssen. Wir haben den Hülsenreis auf Strohmatten – wohl fünfzig oder sechzig Matten voll – zum Trocknen ausgebreitet. Damals sind wir Schulkinder zum Mittagessen nach Hause gegangen, dann haben wir den Hülsenreis gewendet und sind schnell zur Schule zurückgerannt. Morgens, bevor wir zur Schule gingen, mußten wir manchmal auf dem Kornfeld die kleinen Pflänzchen festtreten*, danach erst sind wir zur Schule gegangen. Wir haben wirklich viel gearbeitet mit unserer Mutter und haben von klein auf gesehen, wie schwer es eine Bauernwitwe hat. Daß ich später als Witwe nach der Atombombe bei der Feldarbeit durchgehalten habe, verdanke ich meiner Mutter.

Meine Mutter war nie krank; schließlich wurde sie achtundachtzig Jahre alt. Wenn man Witwe ist, darf man nicht krank werden. Manchmal möchte ich mich auch gerne mal hinlegen, aber auch ich werde nicht krank. Bei jeder Geburt bin ich nach weniger als einer Woche wieder aufgestanden.

* Um ein zu schnelles Längenwachstum zu vermeiden und um die Wurzeln zu stärken, wurden zu Beginn des Frühjahrs die frisch aus dem Boden gekommenen Pflänzchen festgetreten.

Das war außergewöhnlich mühsam, die Feldarbeit ohne Männer. Die 6 Tan Reisfeld haben wir, meine Mutter und wir Kinder, gehalten. Strohsandalen hat jeder selber machen müssen. Bis in die Nacht haben wir Strohsandalen geflochten, dann sind wir am nächsten Morgen damit in die Schule gegangen. Wir hatten kein Geld, um Holzsandalen zu kaufen. Von klein an bin ich in anderen Lebensumständen aufgewachsen als die anderen.

Wir vier Geschwister sind unter vielen Mühen großgezogen worden. Mein Bruder Masabu ist durch die Atombombe umgekommen, meine beiden älteren Schwestern sind vor vier oder fünf Jahren gestorben. Jetzt bin ich alleine übrig. In meinem Elternhaus lebt auch niemand mehr, der nahe verwandt ist. So ist es für mich auch uninteressant, in mein Heimatdorf zum Grab meiner Eltern zu gehen.

Ich habe Ende 1919 geheiratet. Mein Mann hieß Tsunezô und war neun Jahre älter als ich. Nach der alten Rechnung war er zu der Zeit glaub ich siebenundzwanzig. Damals wurde die Frau erst dann, wenn sie ein Kind bekam, als Ehefrau ins Familienregister eingetragen; deshalb weiß ich das genaue Datum der Heirat nicht. Man sagte damals: »Verheirate deine Tochter nicht nach Nukui oder Nakachôshi; da gibt's nichts Anständiges zu essen.« Aber das Schicksal hat es so gewollt, daß ich einen Mann aus Nukui geheiratet habe. Wir haben uns vor der Hochzeit kein einziges Mal gesehen. Die beiden Elternpaare haben alleine über unsere Heirat entschieden. Keiner von uns hat vorher gewußt, wie der andere aussieht.

Mein Mann hat viel getrunken und ist zu mir sehr streng gewesen. Wenn ich meinem Kind die Brust gab, hat er mich immer angetrieben: »Beeil dich! Geh an die Arbeit!« Aber so schnell geht das doch nicht. Babys brauchen ihre Zeit zum Trinken. Mich hat das sehr nervös gemacht, wenn er das sagte. Wenn mein Mann jemanden traf, hat er jedesmal mit ihm getrunken. An einem

Abend hat er mit anderen zusammen bis zu 7 oder 8 Shô Reiswein getrunken. Wenn er nur jemanden traf, hat er ihn zu uns nach Hause eingeladen und ihm zu trinken und zu essen gegeben. Er ist auch oft zur Schenke in der Nähe gegangen.

Um andere Leute hat er sich gerne gekümmert, obwohl er dadurch keinen Pfennig bekommen hat. Er hat anderen Leuten geholfen, ohne darum gebeten worden zu sein. Deshalb haben ihn, als er durch die Atombombe umgekommen ist, unsere Nachbarn sehr vermißt und gesagt: »Dein Mann war ein guter Mann.« Aber zu Hause, mir gegenüber, ist er sehr streng gewesen.

Mein Elternhaus durfte ich nur zu Neujahr und beim Totenfest im Sommer besuchen. Ich habe nie etwas von meinem Mann geschenkt bekommen. Er hat alles Geld fürs Trinken ausgegeben; da hat er wohl kein Geld für mich übrig gehabt. Eigentlich mag ich nicht darüber sprechen: Ich bin immer wieder zu meinen Eltern geflohen; ich weiß gar nicht, wie oft.

Die Welt ist seltsam: Weil mein Mann sich so viel um andere gekümmert hat, haben meine Nachbarn mir gerne geholfen, als ich Witwe geworden bin. Man weiß nie, was einem zum Glück ausschlägt.

Ich habe acht Kinder gehabt. Mein erster Sohn hieß Shigeto. Mit zweiundzwanzig ist er eingezogen worden. Er ist am 23. August 1943 gefallen. Er war bei einer Fernmeldekompanie. Mein zweiter Sohn hieß Yoshiaki. Zur Zeit des Atombombenabwurfs hat er im Bekleidungsdepot in Kure gearbeitet. Mein dritter Sohn, Akio, arbeitete damals bei Mitsubishi-Schiffbau. Der vierte Sohn, Morito, war in der Mandschurei bei der »Jugendbrigade für die Kolonisation der Mandschurei und Mongolei«. Er ist 1947 heimgekehrt. Der fünfte hieß Kazuyuki. Er war drei Jahre alt beim Atombombenabwurf. Meine erste Tochter hieß Takae. Damals war sie in der 2. Klasse der Höheren Grundschule. Sie arbeitete mit dem Schülereinsatz im Bekleidungsdepot in Yoshijima. Meine zweite Tochter, Chieko, war in der 5. Klasse der Grundschule. Meine dritte Tochter, Toyoko, war sechs Jahre alt.

Acht Kinder habe ich großgezogen. Da habe ich nur gearbeitet, immer nur gearbeitet. Wir haben sparsam gelebt. Ich habe nie Kleider gekauft für mich oder die Kinder. Es war wirklich schwer mit den vielen Kindern. Mein ganzes Leben war nur Arbeit.

Keine Zeit für Kosmetik

Ich habe immer wieder Kinder zur Welt gebracht. Mit den Kleinen auf dem Rücken habe ich mich um die vielen Seidenraupen gekümmert, die wir im Haus hatten. Tagsüber hab ich fleißig auf dem Feld gearbeitet und abends mit der Mühle Mehl gemahlen. Am Platz vor dem Haus gab es einen Schuppen mit der Mühle. Im Schein der Deckenlampe oder bei Handlampenlicht habe ich dort Getreide gemahlen. Die Mühle wurde mit den Füßen betätigt, das war eine furchtbare Arbeit.

Weil es in dieser Gegend viele Trockenfelder gibt, haben wir oft mit Gerste vermischten Reis gegessen. Hirseklöße haben wir auch oft gemacht. In der letzten Zeit unterhalte ich mich oft mit Takasaki Haru: »Warum haben wir früher bloß so oft vermischten Reis gegessen?« Hier haben damals sogar die reichen Familien mit Gerstenschrot vermischten Reis gegessen.

Oft hab ich bis tief in die Nacht gearbeitet. Das war in allen Familien so: Hanfspinnen für die Kettfäden der Fußbodenmatten und so. Ich bin auch nach Hiroshima gegangen, um Fäkalien zu holen. Manchmal bin ich, ohne zu schlafen, in der Nacht losgegangen. Jeden Abend habe ich irgendwas gearbeitet, bevor ich ins Bett gegangen bin. Oft habe ich nur zwei oder drei Stunden geschlafen. Deshalb bin ich sofort eingenickt, wenn ich mich irgendwo hingesetzt hab. Dann hat mich jedesmal mein Mann ausgeschimpft.

Den Reis habe ich in einem Kochtopf, der vier Shô faßte, gekocht. Aber der Topf ist im Nu leer geworden, weil wir so viele Kinder hatten.

Wie ich schon eben gesagt habe, lebten wir sehr sparsam. Seit meiner Heirat, bis ich Witwe geworden bin, habe ich niemals Kleider gekauft. Ich habe aus meinen Aussteuersachen Arbeitskleidung für mich oder Sachen für die Kinder genäht. Auch Sitzkissen hab ich daraus gemacht. Da ich als Mädchen in der Spinnerei in Higashihara (Gemeinde Gion) beschäftigt gewesen war, habe ich als Aussteuer eine Truhe voll Baumwollsachen mitgebracht. Damit haben wir die schweren Zeiten überstanden. Wenige Jahre vor der Atombombe haben wir Frauen begonnen, nicht mehr lange Kimonos, sondern Arbeitshosen zu tragen. Der »Frauenverein für Landesverteidigung« hat die Anweisung ausgegeben, von jetzt an Arbeitshosen zu tragen. Damals habe ich aus meinen alten Kimonos Hosen gemacht.

Früher, bevor wir Hosen anzogen, da haben wir im Kimono gearbeitet und nur den Saum hochgesteckt. Unter dem Kimono haben wir einen kurzen Unterrock getragen. Im Sommer sind wir viel von Moskitos gestochen worden. Wenn ich, mit einem der Kinder auf dem Rükken, arbeitete oder das Bad zurechtmachte, haben die Moskitos immer die nackten Beine des Kindes gestochen. Deshalb habe ich meinen Kimono hinten aufgeschürzt und damit die Beine des Kindes verdeckt. Wenn man an die alte Zeit zurückdenkt, kann man kaum glauben, daß früher alles wirklich so war. Die jungen Leute von heute könnten das Bauernleben von damals bestimmt nicht ertragen, nicht einmal eine Stunde lang.

Ich hab's schon mehrfach gesagt: Ich hatte viele Kinder, es war ein hartes Leben, mein Mann war ein Trinker und hat mir kein Geld gegeben; er hat uns auch nichts gekauft. Er hat mich immer nur zur Arbeit gejagt, aber er selbst hat mit den Nachbarn herumgesessen und Reiswein getrunken.

In anderen Familien haben die Eheleute zusammen gearbeitet, aber bei uns war es anders. Es wäre schön gewesen, wenn wir gemeinsam gearbeitet hätten, aber ich mußte alleine arbeiten. Darüber habe ich mich oft geärgert. Ich habe gedacht: Hier hältst du's nicht aus! Wenn's unerträglich wurde, habe ich in meinem Elternhaus Zuflucht gesucht. Mein Mann oder einer unserer Nachbarn ist dann zu meinen Eltern gekommen, um mich wieder zu holen. Die jungen Leute heute hätten sich schon längst scheiden lassen. Wir waren kein normales Ehepaar.

Ich habe nur für die Kinder gearbeitet. Ich habe mehr als andere gearbeitet, ja, ich habe für zwei gearbeitet. Hier in Nukui war ich die einzige, die sich mit so vielen Kindern abgemüht hat. Aber ich habe mich zusammengenommen und wie ein Mann durchgehalten.

Als ich heiratete, habe ich eine Dose Creme mitgebracht; ich besitze sie immer noch. Ich habe so viel gearbeitet, daß ich keine Zeit hatte, die Creme zu gebrauchen. Ich habe niemals Puder oder Creme gebraucht. Dafür hatte ich wirklich keine Zeit.

Vielleicht glauben Sie's nicht, aber Frauen, die in ihrer Jugend viel Kosmetik gebraucht haben, sollen im Alter viele Falten im Gesicht bekommen. Wohl weil ich keine Kosmetik gebraucht habe, habe ich bis jetzt keine Falten. Von allen Frauen, mit denen Sie hier im Dorf gesprochen haben, habe ich die schönste Haut, finden Sie nicht? Meine Nachbarn sagen: »Die alte Frau Nishimoto hat eine so schöne Haut, daß man kaum glaubt, daß sie schon achtzig Jahre alt ist.« Was meinen Sie?

Am Morgen des 6. August hat mein Mann gesagt: »Heute habe ich keine Lust zu gehen, heute würde ich lieber zu Hause bleiben.« Vielleicht hat er etwas geahnt. Ehrlich, wäre er damals nicht nach Hiroshima gegangen, hätte er nicht die Atombombe erlebt ... Aber alle unsere Nachbarn sind damals hingegangen, da mußte er auch ...

Mein Mann ist mit dem Pferdewagen losgezogen. Er wollte das Holz von den abgerissenen Häusern nach Hause bringen. Ein paar von unseren Nachbarn sind auch mitgefahren. Nachher wollten sie das Holz verteilen.

Als die Atombombe fiel, war ich auf dem Klo. Mir war, als ob es kurz geblitzt hätte, dann kam sofort ein dumpfer Knall hinterher. Es wurde stockfinster im Haus. Die Regentüren und die mit Papier bespannten Schiebetüren fielen um, und die Wand auf der einen Seite stürzte ein – der Windstoß fand wahrscheinlich keinen anderen Ausweg. Als ich flußabwärts in Richtung Hiroshima blickte, da sah ich, wie dort eine schwarze Wolke aufstieg. Ich hab gedacht: Da ist eine Bombe gefallen. In der Gegend von Mitaki sah man Flammen. Ich habe mir gesagt, mein Mann hilft beim Aufräumen nach der Bombe.

Etwa um 3 Uhr nachmittags ist über den Lautsprecher durchgegeben worden: »Hiroshima ist völlig zerstört.« Ich bekam einen Schreck, weil ich bis dahin dachte, daß mein Mann beim Aufräumen hilft. Trotzdem habe ich nicht geglaubt, daß mein Mann schon tot ist. Ich habe mir nur Sorgen gemacht, was wohl mit ihm ist. Es wurde Abend, und mein Mann kam immer noch nicht zurück.

An Schlafen war nicht zu denken. Wie ich später hörte, war mein Mann gerade beim Morgenappell auf der Aioi-Brücke (Hypozentrum der Explosion), als die Atombombe fiel.

Am Sechsten um Mitternacht hat jemand zu mir gesagt:

»Die Überlebenden sind in Yutani« (eine Fabrik in Gion, die als Sammelstelle für die Verletzten diente), und ich bin sofort dort hingelaufen. Da waren viele Leute, alle mit schrecklichen Verbrennungen, die riefen: »Wasser bitte!« oder »Bring mir zu trinken!« Es war furchtbar.

Am Eingang lag Herr Nomura Kiyoto, der eine Kopfverletzung hatte und mit Brandblasen übersät war. Als er mich sah, hat er gefragt: »Kommt meine Frau nicht?« – »Ich hab' sie nicht gesehen ...« – »Dein Mann wollte nach Hause gehen, wir haben uns unterwegs getrennt. Ist er noch nicht heimgekommen?«

Herr Nomura war bei vollem Bewußtsein und hat mir gesagt: »Hier ist dein Mann nicht.« Dann bin ich schnell wieder nach Hause gelaufen, aber mein Mann war auch dort nicht. Da habe ich gedacht, daß er vielleicht unterwegs nicht weitergekonnt hat, und ich bin sofort wieder los. Aber es war so finster draußen, daß man nichts sehen konnte. Zwischendurch habe ich Frau Nomura Bescheid gesagt, und es ist langsam Morgen geworden. Wie ich später hörte, ist Frau Nomura sofort hingegangen, aber ihr Mann war schon tot.

Am Morgen des Siebten bin ich mit Akio nach Hiroshima, um meinen Mann zu suchen. Wir haben die mit Brandblasen übersäten Toten, die am Weg oder auf dem Flußdeich lagen, angeschaut und auch in den Luftschutzunterständen nachgesehen. Da lagen viele Menschen tot übereinander. Alle waren mit Brandwunden bedeckt.

Weil sie so verbrannt waren, konnte ich nicht erkennen, ob mein Mann darunter war. Da ist mir eingefallen: Mein Mann hat viele Goldzähne; darauf muß ich achten.

Wenn ich danach jemanden fand, der in Größe oder Gestalt meinem Mann ähnlich sah, habe ich den Mund der Leiche geöffnet und nach Goldzähnen geguckt. -zig Toten, Hunderten von Toten habe ich so in den Mund geschaut. Da ich an nichts anderes dachte, als daran, wie ich meinen Mann finde, hatte ich dabei gar keine Angst.

Ich habe immer nur nach den Goldzähnen geschaut und gedacht: Ist er das vielleicht?

Auch am Achten und Neunten bin ich nach Hiroshima gegangen, also drei Tage hintereinander. Am Achten haben die Leichen schon von Maden gewimmelt und fürchterlich gestunken. Das war so ein seltsamer Gestank. Überall lagen die Leichen. Ich habe sogar die glitschigen Leichen, die man aus dem Fluß gezogen hatte, durchgesehen, immer nach den Goldzähnen gesehen, als Erkennungszeichen. Später konnte man nicht mehr unterscheiden, ob es Goldzähne waren oder Maden. Das war schrecklich. Drei Tage lang habe ich meinen Mann gesucht, aber ich konnte ihn nicht finden. Einige Zeit lang konnte ich nicht schlafen, weil mir immer die schrecklichen Leichen vor Augen schwebten. Warum mußten bloß so viele Menschen ein so schreckliches Schicksal erleben? Alle sind losgezogen, nur um etwas fürs Vaterland zu tun ...

Etwa nach einer Woche habe ich hohes Fieber, um die vierzig Grad, bekommen. Ich brauchte nur über die Haare zu streichen, da sind sie ausgegangen. Bei Akio war's genauso. Wir mußten uns beide hinlegen. Ich habe Dokudami-Kraut abgekocht, und wir haben das getrunken. Als ich hörte, Maishaar sei wirksam, da habe ich auch das abgekocht, und wir haben das eingenommen. Aber das Fieber ist nicht runtergegangen, und die Haare sind weiter ausgefallen und immer dünner geworden.

Nach vier oder fünf Tagen hat das Fieber nachgelassen. Mein Mann ist nicht zurückgekommen. Wenn er tot ist, muß ich ihm irgendwas ins Grab tun, hab' ich gedacht. Ich hatte seinen Tabaksbeutel und seine Pfeife zu Hause. So habe ich seinen Tabaksbeutel am Fluß verbrannt und die Asche zusammen mit seiner Pfeife begraben. Diese Sachen betrachte ich als seine Seele und bete jetzt auch dort am Grab.

Ein Einberufungsbefehl am 12. August

Am 12. August 1945 hat Akio einen Einberufungsbefehl bekommen. Er sollte sich am 15. beim 2. Regiment der Hiroshima-Division melden. Akio war noch sehr entkräftet. Er hatte ja mit mir zusammen seinen Vater gesucht, hatte danach hohes Fieber bekommen, und ihm waren die Haare ausgefallen.

Am 15. August, früh morgens, habe ich Essen zum Mitnehmen gekocht und bin mit Akio nach Hiroshima gegangen. Überall lagen noch die Leichen.

Die Kaserne des 2. Regiments war niedergebrannt, aber sie hatten ein provisorisches Büro errichtet. Nachdem er die Formalitäten erledigt hatte, kam er zu mir nach draußen. Er sagte mir: »Ich habe Reisbrei in einer Bambusdose zu essen bekommen«, und: »Da Hiroshima völlig zerstört ist, wird das 2. Regiment nach Yamaguchi verlegt. Morgen um die Mittagszeit fahren wir mit dem Zug ab.« Da bin ich nach Hause gegangen. Akio hat mit den anderen neu Eingezogenen auf dem Bahnhof Hiroshima unter freiem Himmel übernachtet.

Am frühen Morgen des Sechzehnten habe ich Essen zum Mitnehmen gemacht und bin zum Bahnhof Hiroshima geeilt. Es war schon kurz vor 12 Uhr und Akio war gerade dabei, in den Schnellzug zu steigen. Da rief jemand: »Die Einberufung ist aufgehoben!« Wir fühlten uns wie von einem Fuchs verhext. Akio und ich haben uns in der heißesten Stunde des Tages schweigend auf den Weg nach Hause gemacht. Wenn ich jetzt an damals zurückdenke, finde ich das sehr seltsam: Hiroshima war völlig zerstört, aber die Militärs haben Soldaten eingezogen und wollten wohl den Krieg fortsetzen. Ein völliger Blödsinn, meine ich jetzt.

Ich war vierundvierzig Jahre alt, als ich Witwe wurde. Felder hatten wir etwa 5 Tan. Die Kinder waren noch klein, und ich habe alleine gearbeitet. 1947 ist mein vierter Sohn Morito aus der Mandschurei heimgekommen und hat auf dem Feld geholfen. Dadurch wurde es für mich ein bißchen leichter. Ich habe schrecklich viel gearbeitet und nachts nicht genug geschlafen. Auch wenn's mir gesundheitlich schlecht ging, konnte ich nicht im Bett bleiben.

Nachts um 2 Uhr bin ich aufgestanden und habe zwei Fässer auf den Karren geladen, dann bin ich losgegangen, um Fäkalien zu holen. Unser Karren war ein Handwagen mit Eisenreifen, und er war schwer zu ziehen auf den steinigen Wegen. Auf dem Hinweg habe ich Gemüse geladen bis Tôkaichi. Die Fäkalien habe ich von weiter her geholt, aus Ujina und Danbara. Wenn ich nicht Gemüse oder sonst was mitbrachte, bekam ich keine Fäkalien. Getreide in kleinen Mengen oder Gemüse mußte ich mitbringen. Zwei- oder dreimal bin ich von der Polizei erwischt worden. Einmal haben die Polizisten sogar unser Haus durchsucht. Sie haben an alle Fässer und Kanister geklopft und sind sogar zum Speicher raufgeklettert und haben im Stroh herumgesucht.

Eine Frau konnte höchstens zwei Fässer nach Hause schaffen. Sieben- oder achtmal pro Monat bin ich hingegangen, Fäkalien holen. Die Kinder haben meist den Wagen hinten geschoben. Oft habe ich die Kinder, die dann nachher noch zur Schule mußten, früh aufgeweckt: »Ich weiß, ihr möchtet noch länger schlafen, aber könnt ihr mir den Karren schieben?« Jetzt noch sagen meine Kinder zu mir: »Deine Stimme klingt uns noch in den Ohren, wie du uns damals geweckt hast, damit wir den Karren schieben.«

Als meine Töchter etwa in die 4. Klasse kamen, haben sie für uns gekocht. Ich habe Fäkalien geholt oder auf dem Feld gearbeitet. Alle Kräfte habe ich eingesetzt, um die Kinder groß zu kriegen.

Die Fäkalien habe ich mit Wasser verdünnt und als Dünger gebraucht. Ohne Dünger wuchs nichts. Die Ernte mußten wir vollständig an den Staat abgeben. Pro Kind wurde 0,08 Shô Reis am Tag zugeteilt. Das war nicht genug für die Kinder, die ja in einem Alter waren, in dem sie viel essen. Ich habe ihnen den Reis mit Süßkartoffeln und Rettich zusammen gekocht ... So habe ich sie irgendwie satt gekriegt. Wenn man den Kindern zu essen gibt, werden sie von alleine groß. Weil wir Felder besaßen, hatten wir zu essen, und ich konnte die Kinder irgendwie durchbringen. Hätten wir keine Felder gehabt, hätte ich mir wohl das Leben genommen.

Wir hatten auch nichts, um Feuer zu machen. Ich bin vormittags und nachmittags zweimal zum Nukuiyama gegangen, um Reisig zu sammeln. Ich habe auch die abgefallenen Kiefernnadeln gesammelt. Brennholz wurde uns zwar zugeteilt, aber das reichte nicht. Hätte ich Brennholz gekauft, dann hätten wir nicht genug zum Leben gehabt. So habe ich gearbeitet, nur gearbeitet. Darunter hat meine Gesundheit gelitten. In der Hüfte und in der Schulter tun mir die Knochen weh. Jetzt habe ich überall Schmerzen.

Die Lehrbücher für die Volksschule waren damals auch nicht umsonst, wie es heute ist. Alle drei Töchter habe ich auf die Oberschule geschickt, weil ich dachte: Wenn sie nicht die Oberschule abschließen, können sie keine gute Partie machen. Alle drei haben mit sehr guten Leistungen die Oberschule abgeschlossen.

Jedes Jahr am 6. August besuche ich den Tempel Seiganji oder das Denkmal für die Freiwilligen-Einheit in Hiroshima. Die andern fragen mich: »Wollen wir bei der Gelegenheit ins Kino oder ins Kaufhaus gehen?« Aber ich bin kein einziges Mal mitgegangen. Hätte ich mir Luxus geleistet, dann hätte ich meine Töchter nicht verheiraten können. Hätte ich nicht sparsam gelebt, hätte ich nicht die Kosten der Hochzeiten bezahlen können. Ich habe meinen Töchtern sogar einen Teevorrat mitgegeben. Auch jetzt gibt es wohl wenige Eltern, die so weit für ihre Töchter sorgen. Ja, das alles habe ich für sie getan.

Ich sage immer zu meinen Kindern: »Verlaßt euch nicht auf eure Mutter! Nehmt euch zusammen und versucht, alleine fertig zu werden!« Und ich sage auch: »Lebt mit euren Ehegatten in Frieden, im Interesse der Kinder. Witwe sein ist nicht gut.«

Die Jugend heute meint, Krieg sei interessant. Krieg ist überhaupt nicht interessant. Krieg ist dumm. Die Jugend denkt nicht daran, daß im Krieg die Menschen sterben. Sie wissen nicht, wie grausam der Krieg ist. Auf dem Damm hinter unserem Haus fahren die jungen Leute auf Lastwagen umher und singen Kriegslieder*. Sie haben keine Ahnung vom Krieg. Sie haben die Grausamkeit des Krieges nicht erfahren und denken, der Krieg sei interessant, sei was Tolles. Ich erzähle meinen Kindern und Enkeln, wie es im Krieg war. Es darf nie wieder Krieg geben.

Neuerdings bringt man Atombomben in unser Land** und baut Kriegsschiffe. Wenn man die Armee vergrößert, gibt's bestimmt wieder Krieg. Wenn man die Rüstung verstärkt, führt das ganz von selbst zu einem großen Krieg. Im nächsten Krieg bleibt nichts übrig von Japan. Es darf keinen Krieg mehr geben.

Ich lese jeden Morgen und jeden Abend die Sutras. Ich lebe dank der Toten. Ich lebe nicht durch eigene Kraft. Da meine Schwiegertochter am Morgen früh zur Arbeit geht, kocht sie den Reis am Abend vorher. Deshalb brin-

* In den letzten Jahren machen auffallend häufig Propagandawagen rechtsradikaler Gruppen ihre Runde durch japanische Städte und Dörfer. Gewöhnlich erschöpft sich die Propaganda darin, daß Lieder aus dem Zweiten Weltkrieg mit extremer Lautstärke über Lautsprecher verbreitet werden.

** Nach der offiziellen Politik dürfen in Japan Atomwaffen weder produziert, noch aufgestellt, noch durch fremde Truppen installiert werden (die sogenannten »drei nicht-nuklearen Prinzipien«). Der Verdacht, daß die in Japan stationierten amerikanischen Truppen, in Mißachtung dieser Politik, Atomwaffen ins Land bringen, löst regelmäßig heftige öffentliche Diskussionen aus. Dies spiegelt sich in der Äußerung der Erzählerin.

ge ich den Toten den gekochten Reis am Abend dar. Ich hab unseren Hausaltar frisch lackieren lassen. Ich wollte damit den Toten eine Freude machen.

Ich finde es langweilig, im Alter untätig herumzusitzen. Ich lese die Zeitung mit der Lupe. Und ich gebrauche meinen Verstand. Ich erzähle den jungen Leuten, was in der Zeitung steht.

Heute verpacke ich die Gurken in Pappschachteln. Auf dem Feld ist das Jäten meine Aufgabe. Tagsüber ist niemand im Haus. Wir sind mit dem Gemüsebau beschäftigt. Wenn Sie telephonieren, rufen Sie bitte lieber am Abend an. Dann bin ich zu Hause.

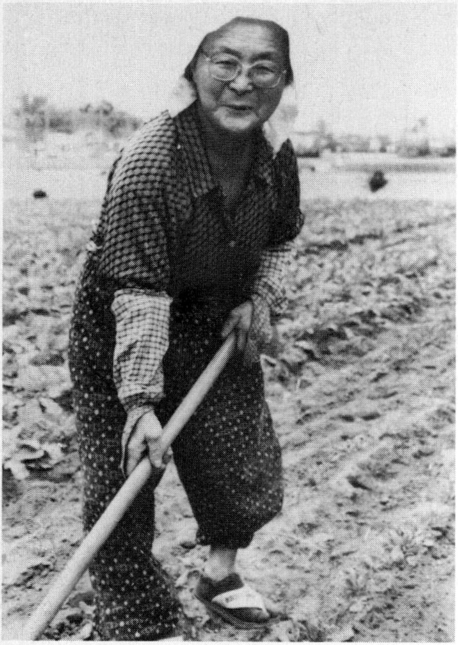

MONZEN
TSURUYO

Alle Qualen dieser Welt

Die Mühen der Feldarbeit

Ich hab's in den Beinen. Entschuldigen Sie deshalb bitte, daß ich so sitze. Ich weiß, das ist unhöflich.

Ich wurde am 20. April 1905 in Kitashimoyasu (Gemeinde Gion), auf einem Bauernhof geboren. Ich war die Älteste. Direkt nach mir kam mein Bruder, Kakuji. Der ist schon mit fünfundzwanzig Jahren gestorben. Bei der

Musterung haben sie festgestellt, daß er was an der Lunge hat. Und dann hatte ich noch eine jüngere Schwester, Natsumi. Wir waren drei Geschwister.

Als Kind habe ich von morgens bis abends Fußbodenmatten geflochten. Wir haben viel Binsen angebaut, im Winter ausgesät, im August geerntet und dann zu Matten geflochten. Wenn ich aus der Schule heimkam, da hieß es nicht: »Mach die Schulaufgaben«, sondern: »Hechel den Hanf!« Ja, das habe ich oft gehört. Der getrocknete Hanf wurde am Abend vorher in Wasser eingeweicht, und wenn ich dann aus der Schule heimkam, mußte ich mit einer Art Kamm den Hanf hecheln.

Als ich in die 5. oder 6. Klasse kam, da durfte ich nicht spielen. Wenn ich heimkam, hieß es sofort: »Hechel den Hanf!« oder: »Spinn die Kettfäden!« Da haben wir Kinder tüchtig mitgearbeitet. Die Kettfäden nannten wir »bunbun«, die mußten wir jeweils um eine Spindel zu einem Knäuel wickeln. Bei der Vorbereitung für das Mattenflechten haben wir Kinder alle zusammen geholfen.

Was ich Ihnen hier erzähle, das geht etwas hin und her, schreiben Sie's in der richtigen Reihenfolge, ja?

Also, ich habe den Geruch von Binsen gehaßt. Ich habe in diese Familie hier geheiratet, weil ich irgendwohin wollte, wo es diesen Geruch nicht gab. Ich war damals achtzehn. Das war im Mai 1922. Zu der Zeit gab's viele Leuchtkäfer. Ich wollte eigentlich nicht heiraten, und ich bin am Abend vor der Hochzeit, mit der Ausrede, ich wollte Leuchtkäfer fangen, aus dem Haus gegangen, um fortzulaufen. Da bin ich von meiner Mutter schlimm ausgeschimpft worden. Wenn's ans Heiraten geht, da hat jedes Mädchen Angst: Sie will irgendwie, und irgendwie will sie auch nicht. Sie sind ein Mann: Nein, das verstehen Sie nicht.

Früher, wenn ein Mädchen über zwanzig noch nicht verheiratet war, nannte man sie eine »alte Jungfer«. Meine Mutter war die zweite Frau meines Vaters und wollte mich möglichst schnell verheiraten. Sie hatte wohl Angst, daß man sage, sie könne ihre Tochter nicht verheiraten, weil sie die zweite Frau sei. Deshalb hat sie sich bemüht, mich früh zu verheiraten.

So habe ich durch Vermittlung von Verwandten geheiratet, und zwar in eine Familie, die keine Binsen anbaut, und habe mein Heimatdorf zu der Zeit verlassen, als die Leuchtkäfer umherflogen.

Mein Mann hieß Giichi und war neun Jahre älter als ich. Er ist mit fünfzig Opfer der Atombombe geworden. Er war ein guter Mensch. Wir haben uns nicht ein einziges Mal gestritten. Das heißt, einmal doch: wegen unseres im Krieg gefallenen Sohnes. Ja, da haben wir uns ein einziges Mal gestritten, weil mein Mann etwas Unwahres gesagt hat über ihn . . .

Mein Mann war hochgewachsen, dazu gesund und kräftig. Im Jahr nach der Hochzeit habe ich mein erstes Kind gekriegt, und dann habe ich noch sieben weitere auf die Welt gebracht. Ja, ich habe viele Kinder gehabt. Früher hatten halt alle so viele.

Mein Mann hatte drei Geschwister, alles Brüder. Der zweite, Den'ichi, ist im Krieg gefallen, der dritte, Tomeichi ist mit neunzehn an einer Krankheit gestorben, der vierte Teruichi ist irgendwo im Süden mit einem Charterschiff der Marine untergegangen, also gefallen. Alle sind durch den Krieg oder durch Krankheit umgekommen.

Trockenfelder hatten wir 8 Tan. Davon waren 4 Tan gepachtet. Nur Trockenfelder, keine Reisfelder. Die Arbeit war schwer. Morgens sind wir im Dunkeln aufgestanden. Abends haben wir bis 9 Uhr, bis die Sirene ging, auf dem Feld gearbeitet. Meine Schwiegermutter hat immer gesagt: »Kommt doch ein bißchen früher heim!«, aber wenn wir früher heimgegangen wären, wäre die Arbeit nicht fertig geworden. Man mußte ja das ganze Feld mühsam mit der Hacke umgraben. Damals haben wir viel

Hirse angebaut. Und man mußte das Feld ausdünnen, so lang es noch hell war. Im Dunkeln, wenn man nichts mehr sah, haben wir die abgeernteten Pflanzen aus der Erde gezogen und umgegraben. Das war eine mühsame Arbeit. Ja, daran erinnere ich mich noch gut.

Holzsammeln: die Arbeit der Frauen

In Kami-Nukui gediehen Rettich und Schwarzwurzeln gut. Im Winter haben wir Gerste angebaut, im Sommer Hirse, dazu auch 3 Tan Gerste. Im dritten Jahr nach meiner Heirat haben wir Indigo angebaut, zum Stoffärben. Im trockenen Flußbett des Furukawa haben wir viel Indigo zum Trocknen ausgebreitet. Wir haben den Indigo in Bündeln hingelegt, und dann sind die Zwischenhändler gekommen und haben ihn aufgekauft. Vier oder fünf Jahre lang haben wir Indigo angebaut und viele Jahre lang auch Hanf.

Den Dünger haben wir mit einem Ochsenkarren geholt, später mit einem Pferd. Sechs oder acht Fässer haben auf den Wagen gepaßt. Als ich hierher geheiratet hab, da haben wir den Dünger mit dem Boot auf dem Furukawa geholt. Das Boot schaukelt nicht so wie ein Wagen, deshalb haben wir viele Fässer aufgeladen. Am Rande des Feldes war ein großer Bottich für die Jauche in die Erde eingelassen. Dahin haben wir die Fässer auf dem Rücken getragen. Neben dem Feld gab es Grenzpfähle. Ich bin ja recht klein, da bin ich oft gegen diese Pfähle gelaufen und hab was von der Jauche verschüttet. Die Fässer habe ich sauber gewaschen, mein Mann war ja ein sehr ordentlicher Mensch. An kalten Tagen ist mich das bitter angekommen. Wenn ich mich jetzt daran erinnere, dann staune ich, daß ich das durchgehalten habe. Dafür bin ich heute auch krumm, und es tut mir überall weh.

Jenseits des Berges Abusan liegt der Berg Nukuiyama. Da bin ich hingegangen, um Reisig zu holen. Das vergeß ich nie. Hier im Dorf hatten wir nicht genug Brennholz. Reisigholen im Bergwald war die Aufgabe der Frauen: Die Männer zum Düngerholen nach Hiroshima, die Frauen zum Reisigholen in den Bergwald – das klingt wie ein altes Volkslied.

Auch an kalten Tagen bin ich morgens um 6 Uhr zum Abusan-Paß raufgegangen. Der Hinweg ging immer bergauf. Vom Paß bis zum Berg drüben, das war schrecklich anstrengend. Es dauerte mehr als eine Stunde bis zum Nukuiyama. Ich bin mit mehreren Frauen aus der Nachbarschaft gegangen. Auch wenn's schwerfiel, ich hab's geschafft, weil ich nicht allein war. Nach einem alten Gewohnheitsrecht hatte diejenige, die früher da war, den Vorteil und durfte das Reisig vom Nukuiyama holen. Da wir Vorrat für den ganzen Winter sammelten, war's eine große Arbeit. Wir haben das Reisig hinter dem Haus unter dem Dach aufgeschichtet.

Wenn man morgens früh losging und um 4 Uhr heimkam, so nannten wir das »eine Last«. »Zwei Lasten«, das war dann Arbeit für einen ganzen Tag. Ab und zu habe ich zwei Lasten geholt. Dann habe ich im Wald Holz für zweimal gesägt. Die eine Last habe ich bis zur Mitte des Heimwegs getragen, bin dann zurück und habe die zweite Last geholt. Und das dann nochmal bis nach Hause. Das war ein ganzer Tag. Ich hatte die Kraxe bis oben voll mit sorgfältig aufgeschichtetem Reisig, wenn ich heimkam.

Hier in der Gegend sagt man »Holz und Reis«, das heißt: Das Brennholz kommt noch vor dem Essen, Holzmangel ist noch schwerer zu ertragen als Hunger. Wenn ich mit dem Reisig heimkam, hat meine Schwiegermutter oft gesagt: »Da hast du aber viel mitgebracht! Sieht aus wie ein Schatzberg. Jetzt kann uns nichts passieren, mit dem Haufen Holz!« So hat sie sich bei mir bedankt. Meine Schwiegermutter kannte die Mühe des Reisigschleppens von ihrer Jugend her. Deshalb hat sie sich wohl so bei mir bedankt.

Wenn in der Küche der große Wasserkrug nicht immer voll war, dann galt das als Zeichen für die Unfähigkeit der Schwiegertochter. Früher holte man alles Wasser vom Brunnen. Vor dem Haus war ein Brunnen, und man holte das Wasser mit einem Bambuseimer hoch. Dann tat man's in einen Holzbottich und schaffte das Wasser ins Bad oder in den großen Wasserkrug in der Küche. Das Wasser fürs Bad und für die Küche heranschaffen, das war eine schlimme Arbeit!

Später hat der Brunnen eine Winde gekriegt, da wurd's leichter. Und dabei habe ich ein Kind nach dem anderen bekommen. Auch mit dickem Bauch mußte ich Wasser holen. Nach einer Entbindung ist's mir jedesmal besonders schwergefallen, das Wasser aus dem Brunnen raufzuziehen. Im Bad habe ich mit Reisig Feuer gemacht.

Die Schwiegermutter ist im Dezember 1937 gestorben. Weil ich so bienenfleißig war, hat sie sich immer bedankt bei mir. Das hab ich wohl schon gesagt, ja?

Die leere Urne

Sie müssen wissen, ich habe acht Kinder aufgezogen. Heute haben die Leute weniger Kinder, aber vorm Krieg, da hieß es immer: Bringt Kinder zur Welt, je mehr, desto besser. Und ich habe Kinder zur Welt gebracht, obgleich ich wußte, wie schwer es sein würde.

Ich erzähle mal, wie die Familie aussah, als die Atombombe fiel: Der Älteste, Toshio, war bei den Soldaten im Süden, da war er in einer warmen Gegend. Toshio war einer, der das Glück auf seiner Seite hatte. Kurz vor Kriegsende bekam ich die offizielle Nachricht, daß er gefallen sei, und ich hatte mich schon damit abgefunden, daß er nicht zurückkommt, da stand er eines Tages nach Kriegsende plötzlich vor mir. Was habe ich mich gefreut, daß er lebt! 1970 ist er dann aber mit 57 Jahren an zu hohem Blutdruck gestorben.

Mein zweiter Sohn war Tadao; er soll im Pazifik gefallen sein. Die offizielle Nachricht kam 1946, an einem kalten Tag im Februar, vom Gemeindeamt. Es stand da: »Gefallen am 27. Juli 1944 auf einer Insel im Pazifik.« Tadao ist von der Matsumoto-Handelsschule (Hiroshima) als Freiwilliger abgegangen, zu den Marinefliegern. Ich habe ihm gesagt: »Mach doch erst die Schule zu Ende«, aber er meinte: »Wenn wir nicht gehen, kann Japan nicht siegen.« Er war siebzehn damals, ein wackerer Junge. »Fürs Vaterland!«, das war sein einziger Gedanke. Ein einziges Mal habe ich eine Feldpostkarte bekommen: »Ich bin in Taiwan«, schrieb er da.

Als der Krieg zu Ende war, dachte ich, Tadao käme auch zurück, aber er ist nicht heimgekommen. Er ist ja 1944 gefallen. Als ich ein halbes Jahr nach dem Krieg die offizielle Todesnachricht bekam, da tat er mir so leid, so schrecklich leid. Das war ein sinnloser Tod, habe ich gedacht.

Ich erzähle Ihnen noch etwas weiter von Tadao, ja? Es war, nachdem ich im Februar 1946 die Nachricht bekommen hatte, daß er im Krieg gefallen ist; da kam ein Bescheid, man wolle mir die Asche Tadaos übergeben. Ich war sehr dankbar dafür, zog mich ordentlich an und ging zum Tempel in Kaita (Gemeinde Kaitaichi, Kreis Aki), um die Asche in Empfang zu nehmen.

Da waren zehn Urnenkästen mit der Asche von gefallenen Soldaten. Nachdem der Priester mit dem Beten fertig war, hat mir einer vom Amt – ich weiß nicht, was für ein Amt – den Kasten gegeben. Er hat ihn mir feierlich mit einem Band um den Hals gehängt. Da drin ist also Tadao, habe ich gedacht, und habe den Kasten in meine Arme geschlossen. Aber, stellen Sie sich vor, der Kasten war so leicht, so ungeheuer leicht. Ich spürte kaum, was ich trug. Auf jeden Fall wird irgendwas von Tadao drin sein, ein Ding aus seinem persönlichen Besitz oder das Täfelchen mit dem Namen des Toten, dachte ich. Und ich habe mich ordentlich bedankt bei den Leuten, die sich um alles gekümmert hatten, und bin von dem Tempel losgegangen. Beim Bahnhof Kaitaichi bin ich in den Zug gestiegen. Den Urnenkasten hatte ich die ganze Zeit um den Hals gehängt und hielt ihn fest in den Armen. Bis zum Bahnhof Yokokawa, da hat der Mann vom Amt, der mit mir fuhr, mir einen Zettel gegeben und gesagt: »Darauf steht, daß Ihr Sohn Tadao ein Sterbegeld bekommt.«

Während ich auf dem Bahnhof Yokokawa auf den Zug der Kabe-Linie wartete, dachte ich: Dies Geld, das hat Tadao bekommen; ich tu ihm den Zettel in den Kasten. Ich habe das weiße Tuch von dem Kasten abgemacht und den Deckel geöffnet. Und, was denken Sie? Der Kasten war leer, ganz leer! Stellen Sie sich das vor!

Der Kasten war aus harzreichem Kiefernholz gefertigt und roch stark. Ich hatte bis Yokokawa den Kasten in den Armen gehalten und dabei schon gedacht, daß vielleicht keine Asche drin ist. Aber ich hatte gehofft, daß man dafür das Namenstäfelchen oder wenigstens einen Zettel mit seinem Namen drauf reingetan hätte, und ich habe den Kasten fest in den Armen gehalten. Aber leer – das war einfach zu viel. So was Trauriges habe ich niemals, weder vorher noch nachher, erlebt. Mir war, als sollte ich verrückt werden.

Ich hatte keine Lust mehr, bis zum Bahnhof Midorii, feierlich mit dem Kasten um den Hals gehängt, zurückzufahren. Ich habe allein, auf einer Bank im Bahnhof Yokokawa, mit dem harzig riechenden Kasten in den Händen, geweint. Mir tat Tadao so leid. Tadao, der gesagt hatte: »Wenn wir nicht gehen, kann Japan nicht siegen.« Da habe ich mich dann gefaßt und den Zettel über das

Sterbegeld in den Kasten getan, habe gesagt: »Tadao, komm, wir gehen heim«, und habe den leeren Kasten in die Arme genommen. Von Yokokawa bis zu Hause habe ich, mit dem leeren Kasten in den Armen, geweint, geweint, nur geweint.

Auch wenn's damals kurz nach dem Krieg drunter und drüber ging: Was die Herren von der Obrigkeit da gemacht haben, das war einfach zu schlimm. Ich habe weder die Todesnachricht noch den Zettel über das Sterbegeld in den Hausaltar gelegt. Tadao ist nicht heimgekehrt in dem Urnenkasten, den mir die Herren von der Obrigkeit gegeben haben. Er ist nur in meinen Gedanken.

Im Haus war ein unbeschreibliches Durcheinander

Ich muß schnell fertig werden mit dem Bericht von den Kindern. Von meinem ältesten Sohn Toshio und meinem zweiten Sohn Tadao hab ich Ihnen bereits erzählt. Jetzt will ich von meiner Tochter Sachiko berichten.

Als die Atombombe fiel, war sie in der 2. Klasse der Gion-Oberschule für Mädchen. Sie war mit dem Schülerarbeitseinsatz in der Post vorm Bahnhof Hiroshima. Sie hatte nur die eine Körperseite verbrannt und kehrte früh heim. Es war vielleicht um 10 Uhr. An dem einen Fuß hatte sie eine Holzsandale ... Ihr Hemd und ihre Hose hatte sie auch nur auf der einen Körperseite an. Es hing alles in Fetzen herab. Sie hatte offenbar nur auf der einen Seite die Atomstrahlen abbekommen.

Ihr Rücken war voll Blut, das Blut von einer Freundin, sagte sie. Sie haben sich gegenseitig gestützt, während sie flohen. Sie selbst war nicht schwer verletzt und hat überlebt. Später sind ihr alle Haare ausgefallen, und sie hat einen ganz kahlen Kopf gekriegt. Jetzt ist sie bei den Yamamotos in Gion verheiratet und gesund.

Mein dritter Sohn, Tadashi, ist früh gestorben. Bei der Atombombe lebte er nicht mehr. Mein vierter Sohn, Masayoshi, war in der 1. Klasse der höheren Volksschule, mein fünfter Sohn, Masao, war in der 6. Klasse der Volksschule, mein siebter Sohn, Shizuyuki, war vier Jahre alt. Damit hab ich alle acht aufgezählt, nicht wahr?

Mein Mann ist am Vierten, Fünften und Sechsten mit der Freiwilligen-Einheit nach Hiroshima gegangen. Er hat das Holz von den abgerissenen Häusern geholt. Am Sechsten fiel das Los auf die Gruppe mit meinem Mann, und er ist mit dem Pferdewagen losgezogen. Um Mitternacht war Fliegeralarm gegeben worden. Es war noch ganz finster und die Lichter waren verdunkelt, als er sich fertig machte: »Es ist schön, daß wir das Holz von den abgerissenen Häusern kriegen. Aber wenn's heiß wird, will das Pferd nicht mehr. Ich muß so früh wie möglich losgehen.« Er hat nur noch auf die Entwarnung gewartet. »Heute ist der letzte Tag. Ich werde früh aufladen und heimkommen, ehe es heiß wird.« Das hat er als Letztes gesagt, als er nach der Entwarnung morgens um 1 Uhr aufbrach.

Am Sechsten war gutes Wetter. Heute kann ich's Ihnen ja erzählen: Sie müssen nämlich wissen, ich habe auch den Befehl bekommen, mich zu den Freiwilligen zu melden. Da ich ein vierjähriges Kind hatte, habe ich den Zuständigen von der Nachbarschaftsvereinigung gebeten, daß ich nicht zu gehen brauche. Der hat mich gewarnt: »Alle gehen zur Freiwilligen-Einheit. Geh nach Möglichkeit nicht aus dem Haus, damit es nicht auffällt.«

Wäre ich an jenem Morgen auch gegangen, dann wäre ich auch weg gewesen, und nur die Kinder wären übergeblieben. War schon gut, daß wenigstens ich überlebt habe. Hätte ich an dem Tag nicht den vierjährigen Shizuyuki gehabt, dann wär ich auch umgekommen.

Shizuyuki ist zum Furukawa runtergegangen, um zu angeln. Ich hab das Hirsefeld hinterm Haus ausgedünnt.

»Geh nicht aus dem Haus«, hatte mir mein Mann gesagt, aber die Hirse stand mir schon bis zu den Schultern. Sie mußte schnell ausgedünnt werden. Mein Mann war die ganze Zeit in Dorfangelegenheiten und wegen des Flugplatzbaues in Neno (Kreis Takada) unterwegs gewesen, und deshalb war die Feldarbeit liegengeblieben.

Ich war grad mit dem Ausdünnen beschäftigt, da gab's einen Blitz. Ich dachte, die Sonne ist runtergefallen. Da ist was Schreckliches passiert, hab ich gedacht, und bin über das Nachbarfeld in das Bambuswäldchen gerannt. Da, wo jetzt die Jônan-Mittelschule ist, da war damals alles Bambus.

Als ich von dem Bambuswäldchen in Richtung Hiroshima blickte, stieg dort dicker Rauch auf. Etwas wie eine weiße Wolke kam zu uns herüber. Ich war starr vor Erstaunen, da rief Shizuyuki mit lauter Stimme: »Mutter, komm schnell! Unser Haus ist kaputt.« Er hatte sofort seine Angel fallengelassen und war nach Hause gerannt. Ich habe zurückgerufen: »Paß auf! Das ist gefährlich, versteck dich!«, und bin aus dem Bambus hervorgekommen.

Im Haus war ein unbeschreibliches Durcheinander. Die Decke war mehr als fünf Zoll hochgehoben. Die Glastüren waren alle zerbrochen. Die Decke haben wir erst vor kurzem neu machen lassen.

Erst als er sprach, wußte ich, daß es mein Mann ist

Sachiko kam heim und erzählte, daß Hiroshima ein einziges Flammenmeer sei. Sachiko ist zurückgekommen, weil sie nach Osten, weg von der Bombe, geflohen ist. »Papa kommt wohl nicht mehr heim ...«, sagte Sachiko, als sie vorne vor dem Haus stand. Ich war total durcheinander. Das wäre schrecklich, hab ich gedacht.

Es war kurz nach Mittag, da sagte mir der Priester vom Tempel Jôgyôji: »Dein Mann ist zurückgekommen; geh ihn abholen.« Ich habe Bettzeug auf einen großen Karren gepackt und bin los. Masayuki und unser Nachbar Kaneichi Tsuneto sind mitgegangen. Tsuneto hatte sich damals grad einen Finger verletzt und konnte deshalb nicht zur Freiwilligen-Einheit. Ich war so froh, daß er mitgeholfen hat.

Aus Hiroshima flohen viele Menschen mit Brandwunden; es war ein lebhafter Verkehr auf der Straße: Die einen gingen ihre Verwandten suchen, die Verletzten kamen heim. Da mitten hindurch bin ich mit dem Karren in Richtung Hiroshima gehastet.

Es war kurz vor dem Bahnhof Yokokawa. »Ah, bist du doch gekommen!« – »Bist du's, Vater?« Als ich ihn genau anblickte, war's er. »Dank dir, daß du gekommen bist«, sagte mein Mann. Alles, was er anhatte, war verbrannt. Er hatte nur noch das Hemd und die Unterwäsche an. Vom Hemd waren nur der Kragen und die Vorderseite übrig und klebten an seinem Körper. Am linken Bein trug er Gamaschen, am rechten Bein war alles verbrannt. Sein Gesicht war aufgequollen und man wußte kaum, wo die Augen waren. Auch die Hände und Arme waren angeschwollen. Die Haut hing wie Zellophan in Streifen herab, und darunter kam Eiter hervor. Nur am linken Fuß hatte er einen kaputten Leinenschuh an. In der Hand hielt er einen Stock oder so etwas.

Weil er mich ansprach, habe ich ihn erkannt. Hätte er nichts gesagt, ich hätte nicht gewußt, daß es mein Mann war, so schrecklich war er zugerichtet. An dem Tag sind viele umsonst losgegangen, um ihre Angehörigen zu suchen. Ich hatte Glück.

»Mich hat's in Teramachi erwischt. Mir ist ein Dachziegel von einem Tempel gegen den Kopf geflogen und ich bin bewußtlos geworden.« Mein Mann war grad auf dem Heimweg, zusammen mit Furumoto Jitsugo, Kamioke

Gun'ichi und dem alten Nakaoka. Er hatte den Wagen mit Holz von den abgerissenen Häusern beladen. »Die Yokokawa-Brücke stand in Flammen, und man konnte nicht hinüber. Ich bin durch den Fluß gewatet.« Obwohl er so schreckliche Verbrennungen und Verletzungen hatte, hat er nur daran gedacht, möglichst schnell nach Hause zu kommen.

Als ich ihn auf den Karren legte, hat er nichts gesagt. Er schwieg, wahrscheinlich weil er sich damit erst mal erleichtert fühlte. Wir kamen bis zum Yasu-Schrein in Gion, dort war eine Rettungsstation. Da hat er sich die herabhängende Haut vom Arm abschneiden und Salbe drauftun lassen. Dabei hat er keinen Laut von sich gegeben. Dann hat er mit leiser Stimme, so daß nur ich es hören konnte, gesagt: »Ich möchte schnell heim und in unseren eigenen vier Wänden liegen.« Er hatte wohl große Schmerzen.

Es war abends 6 Uhr, als wir heimkamen. Als ich ihn hingelegt hab, hat er seine Beine gerieben und immer wieder gesagt: »Dank dir, daß du gekommen bist. Ich war so froh, als ich dich gesehen hab.« Und er hat sich Sorgen gemacht wegen Herrn Furumoto und Herrn Kamioka, die mit ihm in Hiroshima gewesen waren.

In der Nacht hat er, auf dem Bett liegend, mit den Armen in der Luft herumgerudert und gesagt: »Bis der Krieg irgendwie zu Ende ist, geht nicht nach Hiroshima rein ...«, und: »Morgen geh zu den Natsumis« – eine Familie, in die der jüngere Bruder meines Mannes eingeheiratet hatte – »und suche dort.« Als wir das Moskitonetz aufgehängt haben, hat er seine verbrannten Arme und Hände angesehen und gesagt: »Bis übermorgen wird das wohl heilen.« Ich konnte nichts antworten, weder: »Es wird heilen«, noch: »Es wird nicht heilen.«

»Hü hott! Hü hott!« hat er gerufen

Seit er am Sechsten nach Hause kam, hat er immer wieder »Wasser bitte, Wasser bitte!« gesagt. Die Leute aus der Nachbarschaft meinten: »Wenn du ihm Wasser gibst, stirbt er sofort. Gib ihm auf keinen Fall Wasser!« Ich habe ihm deshalb gesagt, er sollte es aushalten. Aber auch am Siebenten hat er mich inständig gebeten: »Wasser bitte, bring doch den Wasserkessel!« Ich habe ihm den Wasserkessel nicht gebracht, aber ihm das Wasser in kleinen Portionen mit einer Tasse zwischen die aufgequollenen Lippen gegeben.

Aus seinem Rücken und seinen Armen trat ununterbrochen Eiter aus. Er konnte weder auf der Seite noch auf dem Rücken liegen. So lag er mit dem Gesicht nach unten und sagte immer: »Wasser bitte, Wasser bitte.« Wenn er seine Arme bewegte, rann übelriechender Eiter herab.

Vom Abend des Achten an wurde er seltsam. »Die Aufhängeringe vom Moskitonetz, die Aufhängeringe ...«, hat er gesagt. Da hab ich gedacht: Jetzt geht's zu Ende mit ihm. Ich sagte ihm: »Vater, hier hast du zu trinken«, und gab ihm Wasser zwischen die Lippen. Da hat er schon nicht mehr »Wasser bitte« gesagt. Auch wenn ich ihm erklärte: »Das Moskitonetz ist ganz fest aufgehängt«, sagte er immer wieder: »Die Aufhängeringe ...«

Sachiko und ich haben ihn versorgt, so gut wir es konnten. Nachts hat es unter dem Moskitonetz so stark nach verfaulender, verbrannter Haut gerochen, daß man es kaum aushielt. »Sachiko, geh du mal raus«, hab ich gesagt und sie immer wieder rausgeschickt. Das war wirklich ein schrecklicher Geruch. Auch sein Atem hat scheußlich gerochen. Ich hab mich zusammengenommen, daß ich nicht weglief, und bin bei ihm geblieben und hab ihn versorgt.

Vom Morgen des Neunten an hat er begonnen, im Fieberwahn das Pferd anzutreiben. Er tat so, als ob er das

Pferd auf die Schnauze schlägt und es mit »Hü hott!« antreibt. Er hat wohl im Fieber das Pferd antreiben wollen, um schnell heim zu kommen. Von da an hat er nicht mehr »Wasser bitte« gesagt, nur immer »Hü hott!« Seine Stimme wurde dabei immer lauter und heftiger, als ob er sie aus seinem Hals herauspresse. Tagsüber und nachts hat er ohne Unterlaß im Fieberwahn das Pferd angetrieben. Er wollte schnell nach Haus, mit dem Pferd.

Nachdem er damit angefangen hatte, wollte er nichts mehr trinken. Er ist seltsam im Kopf geworden. Als er mit den Aufhängern vom Moskitonetz anfing, da habe ich gedacht: jetzt ist's aus mit ihm, aber als er begann, das Pferd anzutreiben, da konnte ich's kaum aushalten bei ihm, so schrecklich war es.

Seit er mit dem Pferd anfing, verstand er auch nicht mehr, was ich sagte. Er wußte auch nicht mehr, was er selbst sagte, sondern rief nur immer: »Hü hott!« Ich bin bei ihm gesessen und habe zu meiner Tochter gesagt: »Mit Vater ist's aus.« Als er mit dem Moskitonetz anfing, da war er noch etwas bei Bewußtsein. Dann, als er begann, das Pferd anzutreiben, da wußte er überhaupt nicht mehr, was er sagte.

Nach einiger Zeit hob er die Hand und begann etwas zu suchen. Mit der eitertriefenden Hand suchte er irgend etwas in der Luft. Ich hatte gehört: Wenn die Menschen etwas zu suchen beginnen, dann sterben sie. Jetzt kommt das Ende, bald hat's Vater leichter, dachte ich und gab ihm Wasser zwischen die aufgequollenen Lippen. Aber er hat immer weiter das Pferd angetrieben. Vom Abend des Neunten an wurde seine Stimme dann allerdings schwächer.

Am Morgen des 10. August hat mein Mann seinen letzten Atemzug getan. Er hatte vom Sechsten an gelitten, und auf sein verbranntes, aufgequollenes Gesicht kehrte der Friede nicht zurück. Es blieb schmerzverzerrt.

In anderen Familien, wo der Mann heimgekommen

und zu Hause gestorben ist, hat der zum Schluß noch gesagt: »Paß auf die Kinder auf«, oder etwas Ähnliches. Aber mein Mann hat überhaupt nichts von den Kindern gesagt. Er hat nur »Wasser bitte« und immer wieder »Hü hott!« gesagt und ist unter Qualen gestorben. Mir klingt immer noch deutlich dieses »Hü hott!« in den Ohren. Manchmal höre ich das ganz wie damals, ich allein kann das hören.

Ich hab mich ausgeweint

Mein Mann hat einen Tod gefunden, der alle Qualen dieser Welt zusammenfaßt.

Es gab keine Trauerfeier, nichts. Das ganze Dorf war ja vom Unglück betroffen. Niemand kam zu Beileidsbesuchen. Am ausgetrockneten Flußufer dort hinter dem Deich waren viele Menschen damit beschäftigt, ihre Toten einzuäschern. Ich habe meinen Mann auf den Karren geladen und habe ihn gemeinsam mit den Kindern zum Fluß gebracht. Dort haben wir eine Kuhle in den Sand gegraben, haben ihn reingelegt und mit Brennholz bedeckt. So haben wir ihn eingeäschert.

Furumoto Jitsugo, der mit meinem Mann zusammen das Holz auf den Pferdewagen geladen hatte, ist auch zurückgekommen und am Zehnten morgens gestorben. Kamioke Gun'ichi ist eine Woche später als mein Mann gestorben. Der alte Nakaoka hat noch etwa zwanzig Tage gelebt und ist dann gestorben.

Ich habe die Asche meines Mannes eingesammelt und habe sie erst einmal in den Hausaltar gelegt. Ich glaube, ich habe sie da bis zu der gemeinsamen Begräbnisfeier der Dorfgemeinschaft (9. September 1945) gelassen. Für einige Zeit hatte ich keine Lust, auf dem Feld zu arbeiten. Ich war zwei oder drei Monate lang wie gelähmt.

Das Flußufer, wo wir meinen Mann eingeäschert haben, war sehr weit weg und abends kam dort niemand hin. Toshio war damals noch nicht aus dem Krieg zurück. Und mir wurde abends, wenn die Sonne unterging, immer so traurig, so schrecklich traurig zumute. Da bin ich dann zum Fluß gegangen und habe, bis es dunkel wurde, geweint. Ich habe mich da richtig ausgeweint.

Nachdem ich mich -zigmal dort ausgeweint hatte, habe ich wieder Mut zum Arbeiten bekommen. Wenn ich nach dem Weinen heimkam, haben die Kinder gesagt: »Mama, wo warst du?« Irgendwann ist dann der Gedanke, wie ich die Kinder großbringen soll, stärker geworden als der Schmerz, meinen Mann verloren zu haben. Von da an habe ich mit aller Kraft gearbeitet.

Vom März 1946 an hat mein linker Unterschenkel wegen der Überbelastung angefangen zu schmerzen. Ich habe gehofft, daß es besser würde, wenn ich's massieren lasse, und bin zu einem Masseur in Midorii gegangen. Aber das Bein ist angeschwollen und ich konnte es schließlich überhaupt nicht mehr bewegen.

In Kabe gab es eine religiöse Vereinigung, die hieß »Weg des Menschen«. Da bin ich auch mehrmals hingegangen. Jedesmal mußte man eine Spende von 10 Sen geben, dann würde man geheilt. Ich wollte da eigentlich regelmäßig hingehen, aber das war zu viel: jedesmal 10 Sen. Da ich nicht so viel bezahlen konnte, bin ich jeden Abend, wenn die Kinder schliefen, auf die Veranda gegangen und habe in Richtung Kabe gebetet: »Entschuldige, daß ich von hier aus bete, aber bitte mach mich gesund.«

Es hat nichts genützt, das Bein ist nicht besser geworden. Da ich das Bein ja beim Arbeiten angestrengt habe, ist es nicht gesund geworden. Schließlich bin ich zum Krankenhaus nach Kabe gegangen. Der Arzt hat sich gewundert, daß ich überhaupt bis Kabe zu Fuß gekommen bin. Ich wollte das Bein so behandelt bekommen, daß es möglichst wenig Geld kostet. Das war mein Fehler. Am linken Bein hatte ich Knochenhautentzündung, am rechten Arthritis. Ich habe mir das Wasser abzapfen lassen und bin neun Monate neben der Feldarbeit regelmäßig zu dem Arzt gegangen. Meine Qualen damals, das versteht kein Außenstehender.

1949 bin ich wegen eines Magengeschwürs operiert worden. Weil ich unglücklich war, habe ich alle möglichen schlimmen Krankheiten gekriegt.

Ich hatte 7 Tan Felder. Toshio ist aus dem Krieg zurückgekommen und hat drei Jahre lang geholfen. Dann ist er bei der Firma Tokuyama Sôda (in Tokuyama, Präfektur Yamaguchi) angestellt worden. Sachiko habe ich mit zweiundzwanzig Jahren verheiratet. Ich wollte ihr nicht – nur weil ihr Vater nicht mehr da war – eine ärmliche Hochzeit ausrichten. Ich hab deswegen jeden Abend geweint. Wegen der Währungsreform hatte ich nur eine beschränkte Summe zur Verfügung. Das war schlimm.

Da ich die Arbeit auf dem Feld allein nicht schaffte, habe ich Stück für Stück verkauft und habe jetzt nur noch 2 Tan übrig. Ich humpel über das Feld und mach meine Arbeit. Da ist nichts zu machen.

Ich lebe jetzt bei meinem Jüngsten, Shizuyuki. Er ist bei der Firma Tôyô kôgyô angestellt. Ich baue mit meiner Schwiegertochter Miyoe 2 Tan Gemüse an zum Verkaufen. Miyoe kümmert sich gut um mich, und ich habe keine besonderen Sorgen.

Aber diese zwei, drei Jahre, da bin ich alt geworden und die Schmerzen in beiden Beinen machen mir zu schaffen. Es war ein Leben voller Mühe und Arbeit. Da bekommt man eben solche Schmerzen.

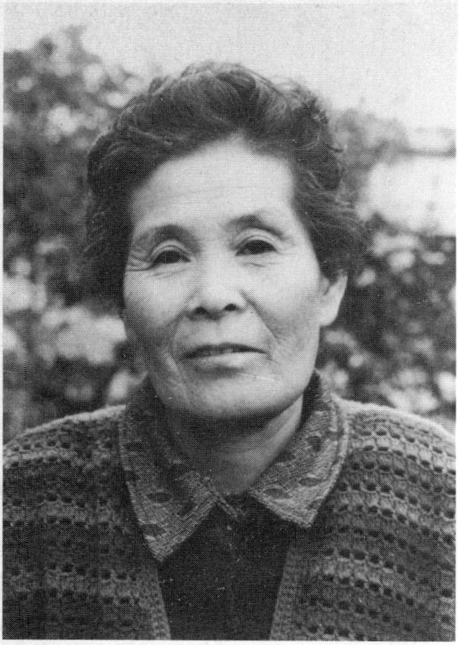

DÔBARA
SHINAYO

Erst das Hochwasser, dann die Atombombe

Festgeklammert an das schwimmende Haus

Damals lebte meine Schwiegermutter schon nicht mehr. So brauchte ich nicht zur Freiwilligen-Einheit. Ich hatte ja noch die neun Monate alte Nobuko. Deshalb sitze ich hier und kann heute mit Ihnen sprechen.

Ich wurde am 22. November 1910 geboren. Wir haben im Dorf Nagatsuka im Kreis Asa etwas Reis angebaut.

Ich hatte noch vier Geschwister. Mein älterer Bruder Kazuichi ist bei der Atombombe umgekommen. Meine ältere Schwester Tsuru hat auch die Atombombe mitbekommen und hat einen Leberschaden davongetragen, an dem sie dann gestorben ist. Alle sind tot. Nur ich bin übrig. Ich habe die höhere Grundschule in Nagatsuka abgeschlossen, bin dann auf die Ergänzungsschule der Gemeinde Misaki gegangen und habe da Nähen und Haushalt, Blumenstecken und so weiter gelernt. Meine Mutter ist gestorben, als ich sechzehn Jahre alt war.

Geheiratet habe ich mit zwanzig Jahren am 7. April 1930. Die Heirat ist von den Eltern arrangiert worden. Als mir gesagt wurde, ich solle nach Nukui heiraten, da dachte ich: Von Nukui hast du noch nie gehört, du sollst also an einen ganz unbekannten Ort gehen. Und die Feldarbeit mochte ich nicht, aber da kann man nichts machen, das ist Schicksal.

Mein Mann hieß Tatsunobu. Er war damals, glaube ich, achtundzwanzig. Er war durch und durch ein fleißiger Arbeiter, dabei nicht allzu kräftig, aber bekannt dafür, daß er nichts Krummes tat. Meine Schwiegermutter war zweiundfünfzig und noch gesund. Sie ist mit einundsechzig gestorben. Wir hatten, wenn ich mich recht erinnere, 1 Tan und 6 Se Reisfelder und 1 Tan, 3 Se Gemüsefelder. Mein Mann hat neben der Landwirtschaft beim Betonbau gearbeitet, da ist er oft mit den jungen Leuten unterwegs gewesen.

Ich habe schon vor der Atombombe Schlimmes erlebt. Bei dem Taifun am 20. September 1943 ist das Haupthaus weggeschwemmt worden ... Das war vor der Atombombe. Ich will da anfangen zu erzählen. Das Haus und die Möbel und Geräte, alles ist restlos weggeschwemmt worden.

An jenem Tag kam um 2 Uhr Mittags eine Nachricht von der Feuerwehr: »Der Deich des Furukawa wird möglicherweise brechen. Macht euch bereit für die Evakuierung.« Sofort danach ist der Deich tatsächlich gebrochen und das Wasser ist auf ganzer Breite hereingeströmt. An Bereitmachen war da überhaupt nicht zu denken. Ich habe Hals über Kopf meine dreijährige Tochter Hatsuyo auf den Rücken gebunden und habe den anderen Kindern gesagt: »Lauft schnell zu den Kômotos!« Sie sind mit nichts als den Kleidern auf dem Leib geflohen. Währenddessen ist das Wasser ständig gestiegen. Da war nichts zu machen. Mein Mann hat eine Leiter ans Haus gelehnt. »Steig schnell aufs Dach«, hat er gesagt. Der Regen kam mit voller Wucht von der Seite. Ich wollte was mitnehmen, bin aber mit leeren Händen die Leiter rauf. Oben wurde ich fast weggerissen vom Sturm, aber mein Mann hat den Arm ausgestreckt und mich hochgezogen.

Das Wasser stieg weiter und brodelte um uns herum. Der Strom war so wild, daß ich auf dem Dach nicht hören konnte, was mein Mann sagte. Ich hab mich ans Dach geklammert. Währenddessen hat sich das Haus plötzlich aus seiner Verankerung gelöst und ist mit dem Wasser geschwommen ... Es ist wohl dreihundert Meter abgetrieben worden. Ich wußte nicht, ob ich lebte oder tot war. Weil's am Tag geschah, haben wir überlebt. Vierzehn Häuser beim Deich sind damals weggerissen worden. Eine alte Frau ist dabei umgekommen.

Wir hatten Glück, daß unser Haus an einem Zaun dreihundert Meter flußabwärts zum Stehen gekommen ist. Ich habe unwillkürlich zu meinem Mann gesagt: »Du, wir sind gerettet.« Das ganze Dorf war eine einzige Wasserfläche. Wir konnten die Gegend gut überblicken, weil wir auf dem Dach saßen. Nachdem ziemlich viel Zeit vergangen war, kam ein Boot aus der Richtung von Nakachôshi, in dem ein Verwandter von uns saß: »He! Da seid ihr ja«, und er hat das Boot herangerudert. Er hat uns dann mit dem Boot, das von der Strömung flußabwärts getrieben wurde, irgendwo auf dem Deich abgesetzt.

Nachdem unser Haus weggeschwemmt worden war,

mußten wir erst einmal eine Bleibe suchen. Das Elternhaus meiner Schwiegermutter lag ganz in der Nähe. Die Familie war nach Hawaii ausgewandert und hatte das Haus an Fremde vermietet. Wir haben die Leute, die damals da drin wohnten, gebeten, uns etwas Platz zu machen, und sie haben einen Teil des Hauses abgetrennt und uns darin aufgenommen.

Nach der Überschwemmung konnte man nichts tun auf dem Feld. Kies und Geröll war bis auf Schulterhöhe angeschwemmt worden, und die fruchtbare Erde war nicht mehr zu sehen. Wir waren verzweifelt und wußten nicht, was wir tun sollten; da kamen eine Menge Koreaner* und haben mit Loren den ganzen Kies weggeräumt. Auf dem Stückchen Erde, das dann zum Vorschein kam, haben wir in dem Jahr etwas Gerste angebaut.

Nach der Überschwemmung kam der Typhus. Bis zum Anfang des folgenden Jahres sind viele krank geworden. Auch unser ältester Sohn Noboru hat damals – er war in der 5. Klasse der Volksschule – Darmtyphus bekommen und ist am 6. Oktober 1944 in der Quarantänestation gestorben. Und damit noch nicht genug: am 25. Juni 1945 ist Akira, mein dritter Sohn, an Lungenentzündung gestorben. Ein Unglück kommt selten allein ... Wir hatten uns noch nicht von diesen Schicksalsschlägen erholt, da kam die Atombombe als nächstes ...

Der Behandlungsschein als Lebenszeichen

Am Sechsten morgens gab es nichts besonderes, das auf das Kommende hingedeutet hätte. Nur hat mein Mann an diesem Morgen Anweisungen für die Feldarbeit gegeben:

* Hier handelt es sich wohl um nach Japan zwangsverpflichtete koreanische Arbeitskräfte. In Hiroshima kamen bei dem Atombombenabwurf auch mehrere tausend Koreaner ums Leben.

»Das Unkraut haben wir gejätet, gib dem Feld heute Dünger.« Ich habe gedacht: Sonst gibt er doch keine Anweisungen beim Weggehen.

Er war guter Dinge, als er frühmorgens mit dem Fahrrad losfuhr, zusammen mit Hiroshi, unserem zehnjährigen Sohn. Hiroshi hatte eine ungesunde Hautfarbe und war in Behandlung bei Dr. Kamei in Yokokawa. Meine ältere Schwester Tsuru, die in der Gemeinde Uchikoshi verheiratet war, hatte mir nämlich gesagt: »Dr. Kamei ist ein guter Arzt, geh da hin.« Und so hat mein Mann ihn regelmäßig mit dem Fahrrad hingebracht.

Auch an diesem Morgen hat er Hiroshi zum Arzt gebracht und ist dann zur Freiwilligen-Einheit arbeiten gegangen. Ich habe mich zu Hause gemütlich auf den Boden gesetzt und habe Nobuko, die damals neun Monate alt war, die Brust gegeben. In diesem Moment gab es einen weißen Lichtschein und vor dem Haus ist es ganz hell geworden, und dann ist ein Donner gekommen wie bei einem Erdbeben. Da ist eine Bombe gefallen, habe ich gedacht und bin mit dem Kind im Arm auf die Veranda gelaufen. Als ich flußabwärts nach Hiroshima blickte, war's dort blutrot. Eine Qualmwolke wie ein Feuerball stieg auf und breitete sich nach Norden aus. Hiroshima ist getroffen, habe ich sofort gedacht. Leute in der Nachbarschaft sagten, sie wollten nach Hiroshima gehen, und redeten dies und das, aber man wußte ja nichts, und so habe ich nur nach Hiroshima geblickt und mir Sorgen gemacht. Ich hatte ja ein kleines Kind. Deshalb bin ich zu Hause geblieben und habe mich gesorgt.

Um 11 Uhr am Vormittag kam Hiroshi heim. Er blutete am Kopf und sagte nur: »Mutter . . .« Ich hatte ja schon gefürchtet, daß er tot wäre, und jetzt kam er heim! »Gut, daß du da bist!« habe ich gesagt, ihn umarmt und hemmungslos geweint. Als ich Hiroshi sah, war mir, als begegnete ich einem Geist. Auf der Stirn hatte er eine Streifwunde, die schlimm blutete.

Hiroshi erzählte: Er sei mit meiner Schwester im Eingang der Arztpraxis gesessen und habe auf die Untersuchung gewartet. Da habe es geblitzt und das Haus sei zusammengefallen. Sie seien von den Trümmern begraben worden. Meine Schwester habe sich als erste hinausgearbeitet und habe ihm dann herausgeholfen. Sie seien dann zum Haus meiner Schwester in Uchikoshi geflohen, barfuß. Dort habe er seine Wunde etwas versorgen lassen und sei über die Hügel heimgekommen.

Wäre meine Schwester nicht dabei gewesen, ich weiß nicht, ob Hiroshi gerettet worden wäre. Ich glaube, das haben wir meiner Schwester zu verdanken. Vom Haus meiner Schwester aus ist er allein heimgekommen. Denn da sah's ja auch schlimm aus ... Von dort bis zu unserem Haus sind's wohl mehr als zwei Meilen. Daß er das geschafft hat! Meine Schwester ist danach an der Leber erkrankt und gestorben, weil sie die Strahlen der Atombombe abgekriegt hat. Hiroshi hat keine Strahlenkrankheit bekommen und ist gesund geblieben. Jetzt ist er verheiratet, und ich wohne bei ihm.

Mein Mann ist nicht heimgekommen. Ich hab mich gesorgt, was mit ihm ist, aber die Männer in der Nachbarschaft sind auch nicht heimgekommen. In der Nacht des Sechsten hab ich schlecht geschlafen.

Am Siebten hat mir jemand gesagt: »In Nishihara (Gemeinde Gion) wohnt eine Frau, die wahrsagen kann. Geh hin und laß sie für dich beten.« Und ich bin sofort hingegangen, obwohl ich an so was nicht glaube. Aber in einer solchen Situation greift man ja nach jedem Strohhalm. Es war eine alte Frau, die hat unverständliches Zeug gebetet und dann gesagt: »Dein Mann kommt heim.« Ich bin überglücklich nach Hause gelaufen.

Dann bin ich zum Landwirtschaftsverein gegangen, um die Reiszuteilung abzuholen. Da ist jemand aus diesem Dorf, der in Nukushina (Kreis Aki) arbeitete, auf mich zugekommen und hat gesagt: »Ich habe deinen Mann in

Fuchû (Kreis Aki) gesehen. Er hat den Behandlungsschein von eurem Sohn Hiroshi dabeigehabt und hat gesagt, ich soll ihn an dich weitergeben. Hier ist er ...« und es war tatsächlich der Behandlungsschein von Hiroshi. »Wie geht es meinem Mann? Lebt er noch?« Ich war ganz durcheinander und hab vor Freude unverständliches Zeug geredet.

»Er ist verletzt, aber er lebt ...« Das, was die Wahrsagerin gesagt hatte, stimmte also doch. Ich war vor Staunen und Freude außer mir und hab mich gar nicht richtig bedankt. Ich habe nur die Reiszuteilung in Empfang genommen und bin nach Hause gegangen. Hiroshis Behandlungsschein war völlig zerknüllt. Mein Mann dachte wohl, wenn er den Behandlungsschein nicht irgendwie nach Hause schickt, dann kann Hiroshi nicht behandelt werden. Deshalb hatte er den Schein wohl dem Bekannten anvertraut.

Am Kopf eine drei Zentimeter tiefe Wunde

Spät in der Nacht des Siebten kam Kômoto Kitarô, der hier in der Nähe wohnte, nach Hause, mit Verbrennungen am ganzen Leib. Da habe ich erfahren, daß er zusammen mit meinem Mann und Miyake Jisaku in einem besonderen Auftrag der Freiwilligen-Einheit nach Fujimichô gegangen war. Als ich ihn besuchte, fragte er: »Ist Tatsunobu heimgekommen?« Ich sagte: »Nein, noch nicht«, und er: »Wir haben uns gesagt, wir wollen jeder für sich fliehen, und sind auseinandergegangen. Danach habe ich ihn nicht mehr gesehen. Er muß in Richtung Hijiyama geflohen sein ...« Da habe ich gedacht: Mein Mann kommt bestimmt lebend zurück. Kômoto Kitarô und Miyake Jisaku sind bald nach der Rückkehr gestorben.

Am Morgen des Achten sind zwei Verwandte gekommen und sind dann losgegangen, um meinen Mann zu suchen. Und sie haben berichtet, daß sie ihn gefunden hätten inmitten der vielen Verletzten auf dem Korridor der Volksschule in Yaga (Stadt Hiroshima). Als sie sagten: »Da ist er«, und zu ihm gegangen seien, da habe er nichts gesagt, nur geweint soll er haben vor Freude. Nach einer Weile habe er gefragt: »Ist Hiroshi heimgekommen?« – »Ja, er ist heimgekommen«, hätten sie ihm gesagt, und da habe er wieder nichts gesagt. Von seinem Kopf sei Blut geflossen und am Hals hätte er Verbrennungen. Er sei scheint's verwirrt im Kopf, aber trotzdem habe er sich Sorgen um Hiroshi gemacht.

Einer der beiden Verwandten ist zurückgekommen und hat in der Nachbarschaft einen Fahrradanhänger ausgeliehen und hat damit meinen Mann abgeholt. Mein Mann ist heimgekommen. In den anderen Familien ist niemand heimgekommen, aber mein Mann ist heimgekommen. Ich war froh.

Aber seine Verletzungen waren schlimm. Er hatte ein großes Loch auf dem Scheitel und daraus floß Eiter. Am Hinterkopf hatte er Verbrennungen, und der halbe Körper war lila angelaufen. Er war wohl von der Explosion irgendwo gegen geschleudert worden. Er selbst erzählte nichts. Wahrscheinlich war er dabei bewußtlos gewesen. Wir haben ihn ins Haus getragen und hingelegt, aber er hat nichts gesagt. Als ich ihm einen dünnen Brei gemacht habe, da hat er sich etwas erholt und stückchenweise erzählt, was er erlebt hatte.

Am nächsten Tag habe ich ihn mit dem Fahrradanhänger zu Dr. Suma in Higashino gebracht. Dort haben sie ihm die Wunde mit Oxydol ausgewaschen. Die Wunde war etwa zwei Zentimeter breit, und wenn man reinguckte, sah man tief drin etwas Weißes, ich weiß nicht, ob Knochen oder Fleisch. Die Wunde war etwa drei Zentimeter tief.

Ich habe mir vom Arzt Oxydol geben lassen und habe zu Hause selbst den Eiter entfernt. Ich habe einen großen Pinsel gekauft, ihn in Oxydol getaucht und die Wunde desinfiziert. Die Pinselquaste ist ganz in dem Loch verschwunden, so tief war es ... Wenn ich fragte: »Tut's weh?« sagte er nichts. Ich habe jeden Tag mehrmals die Kopfwunde gesäubert.

Seit er am Achten heimgekommen war, sind ununterbrochen Leute gekommen. In vielen Familien war ja der Ehemann oder die Tochter nicht heimgekommen. Deshalb kamen sie alle, um etwas von ihren Angehörigen zu erfahren. Die Besucher tauschten dann ihr Wissen aus: Wer nicht zurückgekommen war, wer gestorben war.

Jemand berichtete: »Kômoto Kitarô ist gestern gestorben!« Kômoto Kitarô hatte ja an derselben Stelle gearbeitet wie mein Mann. Das war wohl ein schwerer Schlag für meinen Mann, als er hörte, daß der gestorben sei. Nachdem die Besucher heimgegangen waren, sagte er mit ganz schwacher Stimme: »Ich werd' wohl auch sterben ...« Vom Zehnten an hat er nicht mehr geredet, das heißt, er hat nur immer wieder »Ich werd' wohl auch sterben« gesagt. Ich habe ihm geantwortet: »Du wirst nicht sterben, du mußt durchhalten!« – »Nein, ich werde sterben.« Als ich ihm Reisschleim eingab, hatte er bereits keine Energie mehr, richtig zu essen, und ließ alles aus dem Munde rinnen. Die Kopfwunde habe ich weiter regelmäßig von Eiter gesäubert, aber er lag nur noch kraftlos da.

Von der Nacht des Achtzehnten an hat er gar nichts mehr gesagt. Er hat heftig zu atmen begonnen und hat das Bewußtsein verloren. In der Nacht zum Neunzehnten hat er etwas Gelbes erbrochen und hat sofort darauf aufgehört zu atmen. Es war, glaube ich, kurz nach 1 Uhr nachts. Am folgenden Tag haben wir ihn zum Flußufer gebracht und dort eingeäschert. Damals war Hiroshi zehn Jahre alt und in der 4. Volksschulklasse, Hatsuyo war fünf, Nobuko gerade neun Monate. Ich war dreiunddreißig. Von dem Hochwasser an war es eine einzige Folge von schlimmen Ereignissen.

Sozialhilfe: erst angenommen, dann abgelehnt

Da ich kleine Kinder hatte, konnte ich nicht richtig arbeiten. Ich habe das eine Tan Gemüsefelder, das wir gepachtet hatten, wieder zurückgegeben und nur eigene Reisfelder von 8 Se bestellt. Davon konnten wir aber nicht leben. Deshalb habe ich von Verwandten Werkzeug für das Flechten von Fußbodenmatten ausgeliehen und habe Tag und Nacht geflochten. Jemand aus der Verwandtschaft hat gesagt: »Was wird mit den Kindern, wenn du krank wirst von der vielen Arbeit?« Ich habe das Kleinste an einen Hauspfosten gebunden und alle Kräfte zusammengenommen, um pro Tag zwei oder drei Matten fertigzukriegen.

Eines Tages kam jemand vom Sozialamt und hat mir gesagt, ich solle Sozialhilfe beantragen. Ich habe darüber nachgedacht und eine ganze Nacht nicht geschlafen. Ich hatte Angst: Du bist nicht allzu kräftig, bist klein und vielleicht wirst du krank und kannst nicht mehr arbeiten, habe ich gedacht. Da habe ich Sozialhilfe angenommen, anderthalb Jahre glaube ich. Aber Hiroshi schien sich zu schämen vor den anderen Kindern, daß wir Sozialhilfe bekamen, deshalb habe ich dann die Hilfe abgelehnt. Ja, das war wirklich ein knappes Leben in der ersten Zeit nach dem Tod meines Mannes!

Es war etwa ein Jahr nach der Atombombe. Da schrieb plötzlich ein junger Verwandter, Takemoto Hajime, der nach Hawaii ausgewandert war, und dem wir geholfen hatten, als meine Schwiegermutter noch lebte: »Wir haben gehört, die Atombombe ist auf Hiroshima gefallen. Ist euch irgendwas passiert?« Ich konnte doch nicht schreiben, daß wir kaum leben konnten. So habe ich geantwortet: »Bei einem Hochwasser ist unser Haus weggeschwemmt worden und bei der Atombombe ist mein Mann umgekommen. Ich bemühe mich, die Kinder groß zu ziehen, nur an Kleidung für die Kinder fehlt es.« Daraufhin hat er Kleider geschickt, darüber haben wir uns sehr gefreut. Von da an hat er etwa jeden Monat irgendwas geschickt. Das hat uns sehr geholfen.

Als ich etwa vierzig war, hab ich mit dem Mattenflechten aufgehört und bin als Tagelöhnerin gegangen. Damals gab es hier viele Leute wie mich, denen das Schicksal arg zugesetzt hatte. Ich hab zu einer Freundin gesagt: »Wenn du arbeiten gehst, dann geh ich auch«, und bin kurz entschlossen hingegangen. Ich habe das Kind dabei auf dem Rücken getragen oder habe es bei der Arbeitsstelle rumspielen lassen. Ich habe unter anderem auch bei der Ausweitung des Sportplatzes der Sanyô-Mittelschule in Motomachi gearbeitet. Der Vorarbeiter hat es durchgehen lassen, daß ich das Kind mitbrachte. Dafür war ich sehr dankbar. Eigentlich war's wohl nicht erlaubt, Kinder zur Arbeit mitzubringen.

Wenn's keine Tagelöhnerarbeit gab, habe ich auf dem Feld gearbeitet, habe das Kind an einen Pfosten gebunden und gearbeitet, denn da war niemand, der auf das Kind aufpassen konnte. Wenn ich heimkam war es weinend eingeschlafen. Das Muster von der Fußbodenmatte war auf seiner Backe abgedruckt.

»Wenn du keine Kinder hättest, könntest du wieder heiraten ...« Das haben mir manche Leute gesagt. Mit drei Kindern war das nicht möglich. Ich selbst habe außerdem nie daran gedacht.

Ich gehe jetzt regelmäßig mit Yokomaru Tsuyuko zum Arzt nach Hiroshima. Ich habe Schmerzen in der Hüfte ... Der Arzt sagt: »Störung der motorischen Fähigkeit« oder so. Aber es wird und wird nicht besser. Hiroshi ist bei der Firma Mitsubishi-Feinmechanik beschäftigt. Ich lebe hier zusammen mit Hiroshi, seiner Frau Kiyoko und zwei Enkeln und bin glücklich.

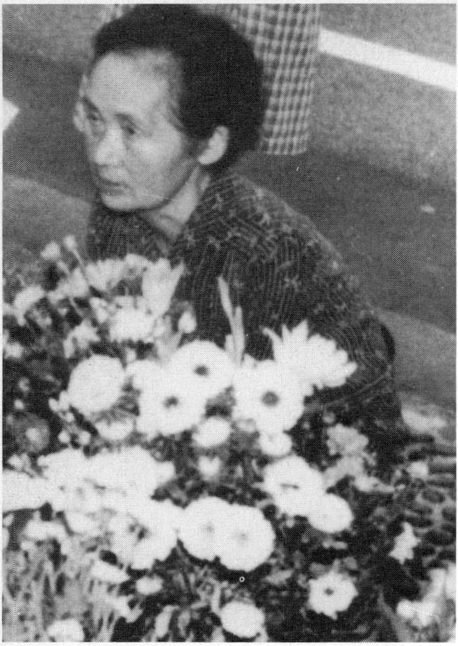

Ryôso Fujie

Das unerwartete Testament

Mein Mann kam nicht zurück

Ich wurde am 7. Januar 1910 auf einem Bauernhof im Dorf Kuchita auf der anderen Seite des Flusses geboren. Dieses Jahr werde ich einundsiebzig.

Als ich klein war, haben wir viel Hanf angebaut. 1926 habe ich hierher geheiratet. Ich bin mit dem Fährboot über den Fluß und dann zu Fuß den Weg durch die Felder mit den Maulbeerbäumen gekommen. Mein Mann hieß Wataru und war damals fünfundzwanzig. Wir hatten 4 Tan Reisfelder und 3 Tan Gemüsefelder, außerdem haben wir viel Seidenraupen gezüchtet. Das Haupthaus und der Schuppen, alles war voll mit den Raupenkästen, so viel, daß wir kaum Platz zum Schlafen hatten.

Zum Fäkalienholen fuhren die Boote den Furukawa hinab. Ich bin nie mitgefahren. Ich glaube, es war 1944, als wir aufgefordert wurden, mehr Nahrungsmittel zu produzieren. Wir haben die Maulbeerbäume rausgerissen und Zwiebeln angebaut, und auf allen Reisfeldern Gerste als Zwischenfrucht. Gemüse haben wir nur für den eigenen Bedarf angebaut. Der Hiroshima-Kohl wurde damals übrigens Kyôto-Kohl genannt. Wir hatten das ganze Jahr über viel Arbeit, aber mein Mann war ein sanfter, verständnisvoller Mensch. Er hat mit aller Kraft gearbeitet.

Am Tag, als die Atombombe fiel, da haben wir morgens kurz nach 6 Uhr gefrühstückt. Beim Frühstück hat mir mein Mann immer den Arbeitsplan für den Tag erklärt, aber an diesem einen Morgen hat er nichts gesagt. Ich habe ihn auch nicht gefragt, was zu tun wär an dem Tag.

Er war seit drei Tagen bei den Abbrucharbeiten in Hiroshima eingesetzt und war jedesmal mit dem Pferdewagen hingegangen. Auf dem Rückweg brachte er dann Bauholz mit. An dem Morgen meinte er aber, er wolle mit dem Fahrrad hinfahren. Für die Familie, bei der er das Fahrrad unterstellen wollte, nahm er als »Stellgebühr« Kartoffeln und Zwiebeln mit und packte den Sack hinten auf den Gepäckträger. So ist er fröhlich losgezogen. Ich dachte: Jetzt hat er nicht gesagt, was heute zu tun ist. Womit soll ich nun anfangen? Ich habe mich entschieden, auf dem Hirsefeld zu arbeiten.

Als ich gerade dabei war, Unkraut zu jäten und den Boden aufzulockern, da sah ich, wie eine B 29 von jenseits von Hiroshima heranflog. Solche Flugzeuge kamen damals häufig; so habe ich nur gedacht: Schon wieder! Da zog die Maschine plötzlich einen langen Qualmstreifen hinter sich her, und in Hiroshima gab es einen lauten Knall. Einen Moment lang zitterte der Erdboden und ich spürte einen Windstoß. Als ich in Richtung Hiroshima blickte, quoll dort eine große Rauchwolke auf. Das war, was man später den Atompilz genannt hat. Da ist was Schlimmes passiert, dachte ich, und bin Hals über Kopf nach Hause gerannt. Im Haus waren die Dinge, die aufrecht gestanden hatten, umgeflogen und alles war total durcheinander. Die Großmutter, meine Schwiegermutter, hütete an diesem Tag die beiden Kinder. Sie saß in einer Ecke des Wohnzimmers und hielt die Kinder in den Armen: »Ich habe solche Angst!« Die kleinste, Miyoko, war acht Monate, die ältere, Kazuko, war zwei Jahre alt. Mein zweiter Sohn Takeo war in der 4. Volksschulklasse.

Das hat wohl der Windstoß angerichtet, den ich auf dem Hirsefeld gespürt habe, habe ich gedacht. Ich verstand überhaupt nicht, was los war. Nachdem ich die herumliegenden Sachen aufgeräumt hatte, konnte man frei auf die Felder und Nachbarhäuser sehen. »Ob der Bomber vorhin irgendeine große Bombe abgeworfen hat? Hoffentlich sind Vater und Masaru (der älteste Sohn) in Sicherheit.« Ich hab begonnen, mir schreckliche Sorgen zu machen um meinen Mann und um Masaru. Ich konnte mich einer unheimlichen Vorahnung nicht erwehren.

Gegen Mittag haben wir dann gehört: »In Hiroshima sieht's schlimm aus. Die Stadt ist ein Flammenmeer und viele Menschen sind umgekommen.« Ich wußte nicht mehr wohin vor Sorgen, aber ich konnte nichts unternehmen.

Es war 4 Uhr nachmittags, da kam unser ältester Sohn Masaru ins Haus: »Mutter, ich bin wieder da.« Mehr konnte er nicht mehr sagen. Gesicht und Glieder waren schmutzbedeckt, die Kleider hingen in Fetzen herab.

Masaru war in der 3. Klasse der Shûdô-Mittelschule

(Hiroshima). Er war ein fleißiger Junge. Damals war er mit dem Schülereinsatz in der Fabrik. Um Viertel nach acht, als die Bombe fiel, war er bereits im Fabrikgebäude und wartete auf den Arbeitsbeginn. Seine Freunde, die in dem Moment draußen vor der Fabrik spielten, sind alle von dem Windstoß weggerissen und vom Blitz zu Tode gebrannt worden. Nach Masaru kamen viele andere Menschen mit schrecklichen Verbrennungen aus Hiroshima geflohen. Ob Vater in Sicherheit ist?, hab ich gedacht und bin immer wieder vors Haus gelaufen und hab Ausschau gehalten. Aber er kam nicht heim.

In der Nacht ging mehrfach die Luftschutzsirene. Gewöhnlich sprangen wir bei Alarm sofort in den Unterstand, den wir vorm Haus in die Erde gegraben hatten. Ich bin in dieser Nacht aber nur vor dem Hausaltar gesessen und habe mich nicht von der Stelle gerührt. Auch die Großmutter und die Kinder wollten nicht in den Unterstand. Alle dachten nur an Vater und kümmerten sich nicht um die eigene Sicherheit.

Schließlich legte Masaru seine Hand auf meine Schulter und drängte mich: »Mutter, komm wir gehen in den Unterstand!« Da bin ich doch gegangen. Ich wollte mich nicht von dem Hausaltar trennen.

Es wurde Entwarnung gegeben und dann wieder Luftalarm. So wurde es immer später, eine schrecklich schwüle Nacht war das. Die Großmutter hat immer wieder vor dem Hausaltar Amida-Buddha angerufen. Ihr blieb nichts als Beten, so verzweifelt war sie. Spät in der Nacht sagte sie plötzlich: »Vater kennt sich aus in Hiroshima. Er kommt bestimmt heim.« Das hat mir wieder Hoffnung gegeben. Allerdings habe ich in der Nacht kein Auge zugetan, nur mit ganzem Herzen auf meinen Mann gewartet.

Wir haben bis zum Morgen gewartet, aber mein Mann kam nicht heim. »Großmutter, ich geh Vater suchen; paß bitte auf die Kinder auf.« – »Ich meine, er kommt heim, aber wenn du gehen willst: ich kümmere mich um die Kinder.« Allerdings konnte ich nicht meine acht Monate alte Tochter zu Hause lassen; sie trank ja noch an der Brust. So hab ich sie mir auf den Rücken gebunden und bin losgezogen. Im Morgengrauen bin ich die zwei Meilen bis Yokokawa gewandert. Am Wege hockten überall schwarzgebrannte Menschen. Manchen hing die Haut in Fetzen herab. Sie haben nach Wasser gestöhnt.

Als ich näher an Hiroshima kam, gab es mehrmals Luftalarm. Ich hab jedesmal nach einem der kleinen in die Erde gegrabenen Unterstände Ausschau gehalten und habe da Schutz gesucht. Alle Unterstände waren überfüllt mit schwarzgebrannten, stöhnenden Menschen. Das war die Hölle. Ich wußte nur, daß mein Mann bei den Aufräumarbeiten in Nakajima-shinmachi (heute: Friedenspark) zu tun hatte, das hatte er mir gesagt ... So bin ich durch die verbrannte Stadt gegangen, die aussah ganz wie die Höllenbilder im Tempel. Schließlich kam ich bis zum Motoyasugawa (Flußarm im Delta des Ôtagawa). Am Flußufer lagen viele Leichen übereinander und im Fluß schwammen verbrannte Menschen, ja das war wirklich die Hölle.

Zwischen den Resten der abgebrannten Häuser saß ein Mensch, der atmete noch und rief in seinen Qualen ständig »Mutter, Mutter!« Ich habe mir gedacht, daß mein Mann vielleicht in Richtung der Hügel von Koi geflohen sein könnte, und ich bin entlang der Bahnschienen nach Westen gegangen. Als ich über die Eisenbahnbrücke ging, haben meine Beine gezittert, es war lebensgefährlich. Die anderen Brücken waren verbrannt und zusammengestürzt. Es gab keinen anderen Weg über den Fluß.

In Koi war mein Mann auch nicht. Was sollte ich tun? Ich habe erst mal aufgegeben und bin nach Hause gegangen. Das Kleine auf dem Rücken hat überhaupt nicht geweint; es ist den ganzen Tag still gewesen, hinten auf meinem Rücken.

Am nächsten Tag bin ich wieder suchen gegangen. Diesmal bin ich auf einem anderen Weg in die Stadt reingegangen. Ich bin überall rumgelaufen, hab aber meinen Mann nicht gefunden. Als ich am dritten Tag bis zum Motoyasugawa kam, waren dort viele Sträflinge eingesetzt und zogen die im Fluß schwimmenden Leichen auf den Flußdeich hoch. Jedesmal, wenn sie die Leichen auf die Erde legten, gab es einen dumpfen Ton. Manchmal, wenn sie einen im Wasser liegenden Toten an den Beinen packten, löste sich die glitschige Haut und die Leiche rutschte wieder in den Fluß zurück ... Ich bin überall rumgegangen und habe die an Land gezogenen Leichen angesehen, ob mein Mann dabei war. Zwei Leute aus Kawauchi habe ich gefunden, darunter die Tochter von unserem Nachbarn, die lag tot da, angeklammert an die Uferböschung am Motoyasugawa. Nachher habe ich den Nachbarn Bescheid gesagt. Ja, andere aus unserem Dorf waren da, aber mein Mann nicht.

Am dritten und vierten Tag habe ich mir viele Leichen am Motoyasugawa angesehen. Ich glaube, ich bin sechs Tage lang mit dem Kind auf dem Rücken zu den Leichen gegangen und habe sie angesehen. Mehrere tausend Tote habe ich gesehen. Ich dachte nur an eins: meinen Mann zu finden. Darum habe ich damals seltsamerweise keine Angst gehabt. Am siebten Tag hatte ich alle Leichen am Motoyasugawa durchgesehen. Deshalb bin ich dann in die Gegend von Yoshijima gegangen. Eine Straßenbahn war voll mit verbrannten Menschen. Die habe ich alle angeschaut. Aber mein Mann war nicht dabei.

In einem der großen Wasserkübel für die Feuerwehr lagen mehrere tote Schülerinnen übereinander. Eine Frau stand dabei und weinte laut: »Meine Tochter ist dabei.« Mehrere Kinder, vielleicht Mittelschüler, hockten auf dem Weg oder lagen auf Strohmatten und jammerten: »Mutter, Mutter«, oder: »Wasser, Wasser.« Alle waren schwarz vor Verbrennungen, und ich konnte ihnen nicht helfen. Wenn ich jetzt an damals zurückdenke: ich war ein Teufel.

Wenn andere erzählten: »Mein Mann war in der Sammelstelle Soundso«, oder: »Er war schon tot, aber ich hab ihn gefunden«, da habe ich die immer schrecklich beneidet. Ich wollte unbedingt meinen Mann finden. So habe ich jeden Morgen, sobald es hell wurde, mein kleines Kind auf den Rücken genommen und bin nach Hiroshima, um dort überall rumzugehen. Wenn ich müde von meinen Wanderungen war, habe ich mich hingesetzt, mein Kind in die Arme genommen und hab über Hiroshima geblickt. Es war eine einzige Trümmerwüste.

Vielleicht ist er irgendwo und lebt, vielleicht ist er schon heimgekehrt ... Das habe ich etwa vom zehnten Tag an gedacht. Ich will schnell heimgehen und nachsehen, habe ich beschlossen, habe die Suche abgebrochen, obwohl die Sonne noch hoch stand, und bin dann, im Herzen ständig »Vater, Vater!« schreiend, nach Hause gegangen. Aber mein Mann war nicht zu Hause. Manchmal bin ich vor Erschöpfung und Enttäuschung im Hauseingang zusammengesunken. Mehrmals haben mir Leute aus der Nachbarschaft gesagt: »Da war jemand, der sah so ähnlich aus wie dein Mann.« Dann hielt's mich nicht mehr zu Hause und ich bin los, aber es war jedesmal jemand anderes.

In der Nachbarschaft gab es viele Frauen, deren Männer auch nicht heimgekehrt waren. Später bin ich manchmal mit diesen Frauen losgegangen. Dann kam zum Beispiel eine Freundin: »Wie ist's, sollen wir heute geh'n? Oder sollen wir mal einen Tag aussetzen?« Die Großmutter meinte: »Heute bleib mal zu Hause.« Aber ich hab mich zusammengenommen, und wir sind suchen gegangen.

Meine Schwiegermutter war sehr verständnisvoll. Wenn ich einmal einen Tag nicht suchen ging, ist sie für mich gegangen. »Für die Kinder ist es doch gut, daß du lebst. Es tut weh, daß Wataru nicht heimgekehrt ist. Da fühlen wir beide das gleiche. Komm, wir wollen leben, ohne den Mut zu verlieren!« Mit solchen Worten hat sie mir Tag für Tag Mut gemacht. Nur weil sie dabei war, habe ich wieder Kraft zum Leben bekommen und habe auch wieder auf dem Felde arbeiten können.

Das Testament war meine Stütze

Jeden Abend war mir, als kehre mein Mann heim. Wenn ich auf dem Feld beim Unkrautjäten war, da meinte ich plötzlich, jemand riefe mich von hinten an: »He, ich bin wieder da ...« und gegen Abend verstärkte sich die Erwartung, daß er bestimmt heimkehren würde. Wenn es nachts draußen ein Geräusch gab, sprang ich auf und sah nach. Die Kinder erschraken jedesmal, aber mir war, als hätte ich draußen die Schritte meines Mannes gehört. Ich mußte einfach nach draußen laufen und nachsehen.

Es war schon lange nach der Atombombe, als ich mal wieder wegen eines Geräusches nach draußen lief. Da sagte Masaru: »Vater kommt nicht mehr heim«, und die Großmutter meinte auch: »Ja, er scheint nicht mehr zu kommen.«

Trotzdem lebe ich bis heute in der Hoffnung, daß mein Mann zurückkommt. Auch jetzt, wo ich über siebzig bin, werde ich ganz aufgeregt, wenn es nachts draußen ein Geräusch gibt, und ich denke: Ob er heimgekommen ist?

Die Anderen sagten: »Du mußt deinen Mann vergessen.« Aber das geht nicht. Ich soll meinen Mann vergessen, der an dem Tag, da die Bombe fiel, ohne eine Spur zu hinterlassen, verschwunden ist? Nein, das ist zu hart! Mir ist, als ob all das gestern geschehen wär. Je älter ich werde, desto klarer wird die Erinnerung. Sie können ruhig lachen über mich, wenn Sie meinen, ich sei eben eine sentimentale Frau.

Wenn ich auf dem Feld arbeitete, und ich mußte an meinen Mann denken, dann bin ich am nächsten Tag nach Hiroshima gegangen. Auch noch einen Monat nach der Atombombe, auch zwei Monate danach haben sich immer wieder dieselben Gedanken eingestellt. Auf dem Gemüsefeld hatten wir Gurken angebaut. Da ich aber in dem Jahr vom August an bis in den Herbst körperlich und seelisch nur mit der Suche nach meinem Mann beschäftigt war, sind alle Gurkenpflanzen vertrocknet.

Wir haben eine Begräbnisfeier veranstaltet ohne Leiche, ohne jeden persönlichen Gegenstand. Da wir aber irgendeinen mit ihm verbundenen Gegenstand mit ins Grab tun wollten, haben wir überall im Haus gesucht. Dabei habe ich in der Lade unten im Hausaltar etwas gefunden, womit ich nicht gerechnet hatte: ein Testament auf einem abgerissenen Stück einer Zementtüte, dazu Fingernägel und ein Haarbüschel. Weil wir ja keine Asche zum Beerdigen hatten, haben wir die Haare und die Fingernägel ins Grab getan.

Wann mein Mann das Testament geschrieben hat, weiß ich überhaupt nicht. Wenn Sie's sehen wollen, zeig ich's Ihnen. Sie sind der erste Fremde, dem ich's zeige. Es ist immer in der Schublade im Hausaltar, in die es mein Mann reingetan hat.

Testament
An alle Familienmitglieder

1. Erzieht die Kinder zu Menschen, die für das Vaterland von Nutzen sind.
2. Setzt alle Kraft ein für die Erhöhung der Produktion und zahlt Abgaben und Steuern pünktlich.
3. Verteilt das Vermögen in angemessener Weise und vertragt euch gut miteinander.
4. Ehrt die Vorfahren und achtet darauf, daß der Name der Familie nicht in Verruf kommt.

Wataru

Dieses Testament war in einen Umschlag gesteckt, der gleichfalls aus einem Stück Zementtüte gemacht war, und darauf stand: »Wichtiges Schriftstück. Geheim«. Es war zweimal gefaltet. Sehen Sie, es ist ganz sauber mit dem Pinsel geschrieben. Mein Mann hatte also – es war ja Krieg – bereits vorher daran gedacht, daß er jederzeit sterben könnte, und war auf alles gefaßt. Am Tag der Atombombe war er dreiundvierzig. Er hatte sein Testament gemacht, egal wann der Einberufungsbefehl kommen würde, und hatte es heimlich in den Hausaltar gelegt. Wenn ich daran denke, wie er sich dabei gefühlt haben muß, dann tut er mir so schrecklich leid.

Ich fand es richtig, daß er das Testament nicht an mich gerichtet hat. In Wirklichkeit hat er bei der Niederschrift vielleicht an mich gedacht, aber ich verstand jedenfalls meinen Mann gut, daß er das Testament an »alle Familienangehörigen« gerichtet hat. Es sind sechsunddreißig Jahre nun, seit ich meinen Mann verloren hab, ohne auch nur seine Leiche zurückzubekommen. Während der Zeit habe ich nach diesem Testament gelebt. Ja, ich glaube, dies Testament hat mich am Leben gehalten.

Ab Ende 1945 und im folgenden Jahr kamen die Männer aus dem Krieg zurück. Mein Mann, der nicht eingezogen worden war, aber statt dessen durch die Atombombe umgekommen ist, der kam nicht heim. Oft hab ich in schlaflosen Nächten, mit dem Testament in der Hand, mein Kopfkissen naßgeweint.

Den Enkeln von der Grausamkeit des Krieges erzählen

Ich bin auch in den Tempel gegangen und habe alle möglichen Predigten gehört über »Ergebung ins Schicksal« und über »Karma und seine Folgen«. Während ich zuhörte, schien es mir richtig, aber wenn ich nach Hause kam, mußte ich wieder an meinen Mann denken. Dann habe ich mir aber gesagt, daß ich so nicht das Haus zusammenhalten kann . . . Weil die Großmutter einen klaren Kopf hatte, habe ich's geschafft, die Felder zu bestellen. Ich mußte weiterleben, zusammen mit den vier Kindern. Damals gab's ja nicht genug zu essen. Da konnte man nicht die ganze Zeit weinen.

Morgens hab ich nur aufs Hellwerden gewartet und bin dann aufs Feld. Gewaschen habe ich während der Mittagspause. Die Großmutter hat gekocht und auf die Kinder aufgepaßt. Ich habe mich völlig der Arbeit auf dem Acker gewidmet. Bis nachts um zwölf habe ich gearbeitet. Ich hatte, außer nach den Geburten meiner Kinder nie krank zu Bett gelegen. So hielt ich was aus. Ich bin mit der Kleinsten und ihrer älteren Schwester, die keine Erinnerung an ihren Vater hatte, aufs Feld gegangen. Mein ältester Sohn Masaru hat mir gut geholfen.

Ich habe die Kinder nie ausgeschimpft, wie müde ich auch war, wie nervös ich auch war. Natürlich habe ich sie auch nicht geschlagen. Wenn ich an meinen toten Mann dachte, konnte ich sie einfach nicht schlagen. Gesagt habe ich den Kindern schon dieses und jenes, aber ich habe sie nie richtig geschimpft. Ich habe sie allerdings arbeiten lassen, als ich körperlich nicht mehr durchhalten konnte.

Für die Großmutter war mein Mann der einzige Sohn. »Ich arbeite noch seinen Teil dazu«, sagte sie oft und hat gut geholfen.

Masaru ging in die 3. Klasse der Shûdô-Mittelschule und stand kurz vor dem Abschluß. Eines Abends, als ich halb eingeschlummert dalag, kam er zu mir: »Mutter, laß mich auf die Universität gehen.« In dem Moment wußte ich nicht, was ich antworten sollte. Ich konnte doch nicht ganz allein 10 Tan Felder bestellen. Ich war unsicher, wie ich mich entscheiden sollte. Am nächsten Tag bin ich nach Kuchita zu meinen Eltern gelaufen und habe da Rat gesucht. »Wenn er auf die Universität gehen will, dann laß ihn gehen«, hat man mir da gesagt.

Der Heimweg wurde mir sehr schwer. Am Abend hab ich mit Masaru gesprochen: »Bitte geh nicht. Versorg mit mir zusammen den Hof, ich allein kann das nicht. Entschuldige bitte ...« Ich habe ihn inständig gebeten zu bleiben. Masaru wäre gern Lehrer geworden. Er hatte darüber, scheint es, auch mit seinem Lehrer in der Schule gesprochen. Kurz vor dem Abschluß hat ihm sein Klassenlehrer gesagt: »Ein Bauernsohn soll Bauer werden.« Masaru ist so schließlich doch Bauer geworden und hat mir geholfen.

Im zehnten Jahr nach dem Tod meines Mannes hab ich 3 Se Gemüsefelder dazugekauft. Damals kostete das 60000 Yen. Der Boden, wo jetzt die Gewächshäuser stehen, den hab ich gekauft. Das ist meine größte Leistung. Schließlich ist Masaru erwachsen und selbständig geworden und seine Frau Eiko ist dazu gekommen. Der Hof geht gut.

Wären wir nicht Bauern gewesen, was wär da wohl aus uns allen geworden? Ich denke: Die Erde ist doch etwas Gutes. Zorn und Freude, Trauer und Glück, alles schenkt die Erde, und alle Wunden werden von der Erde geheilt und zu Glück gewendet. Da die Großmutter für das Kleinste sorgte, konnte ich die Feldarbeit machen, so daß die Kinder auch in der Zeit des Mangels kurz nach dem Krieg nie Hunger leiden mußten.

Ich habe immer gehofft, daß die Kinder aufrecht und ehrlich aufwachsen, und die vier sind auch wirklich aufrechte und ehrliche Menschen geworden. Sie haben jeder seine Familie, haben Kinder. Ich bin zufrieden.

Wenn die Enkel zum Totenfest im Sommer und zu Neujahr hierher kommen, dann erzähle ich ihnen jedesmal von der Grausamkeit der Atombombe, von den Schrecken des Krieges. Aber sie mögen das nicht hören ... Ich erzähle ihnen das trotzdem immer wieder. »Krieg ist grausam, schrecklich grausam. Krieg darf es nicht geben«, sage ich ihnen.

Wenn die Enkel etwas größer sind, will ich ihnen das Testament zeigen. Oder vielleicht ist es besser, es nicht zu zeigen? Vielleicht sollte ich mit dem Testament in der Hand sterben und es mit ins Grab nehmen. Was meinen Sie?

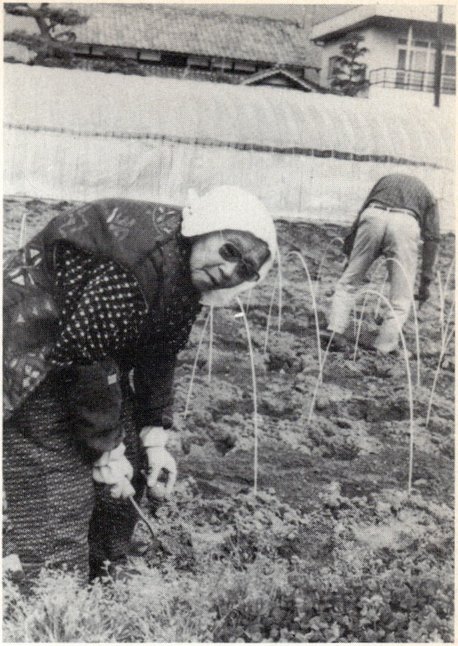

FUJIOKA
KIYONO

Die Mutter schlief neben der Leiche ihres Sohnes

Mann und Tochter vermißt

Alle sagen, daß ich nicht wie vierundachtzig aussehe. Der Augenarzt, bei dem ich in Behandlung bin, meint: »Arbeiten Sie immer noch auf dem Feld? Sie müssen etwas kürzer treten.« Und ich antworte ihm: »Wenn ich nicht arbeite, kommen wir nicht zurecht mit der Arbeit auf dem Hof.«

Ich wurde am 7. Februar 1897 geboren und bin jetzt vierundachtzig Jahre alt, aber es geht mir, Gott sei Dank, gesundheitlich gut. Mein Geburtsort ist Shimomachiya, Dorf Miiri, Kreis Asa (heute Gemeinde Kabe). Meine Eltern waren Bauern. Wir waren vier Geschwister. Über mir war noch ein älterer Bruder und eine ältere Schwester, ich war die zweite Tochter. Mit zwanzig habe ich den fünf Jahre älteren Tatsujirô geheiratet. Es war ein großer Hof: 6 Tan Gemüsefelder, 2 Tan Reisfelder, insgesamt 8 Tan.

Wir haben Hanf, Indigo, Gerste, Hirse und Süßkartoffeln angebaut. Die Gerste haben wir mit dem Dreschkamm gedroschen. An Gemüse haben wir Rettich und anderes angebaut, aber nicht so viel wie heute. Wir haben oft Hirseknödel gemacht. Wir haben auch Beifuß gepflückt und Reisknödel mit Beifuß gemacht. Früher hat man den Knödelteig in einem in den Boden eingelassenen Mörser gestampft. Die Mörserkeule wurde mit den Füßen betätigt. Die fertigen Knödel haben wir auf Strohmatten in dem Großen Zimmer ausgebreitet und getrocknet. Dann haben wir sie in Eiswasser verwahrt und den ganzen Winter hindurch bis Anfang Frühling gegessen.

Früher hat man den Acker mühsam mit der Hacke umgraben müssen. Wir haben in Mondnächten und manchmal sogar im Schein einer Laterne gearbeitet. Wir haben die Laterne auf der gegenüberliegenden Seite der Furche aufgehängt und uns dorthin vorgearbeitet. Wenn wir mit einer Furche fertig waren, haben wir die Laterne auf die andere Seite des Ackers gehängt und haben wieder in Richtung auf das Licht gearbeitet.

Tatsujirô war der zweite Sohn, aber er hat den Hof geerbt. Der erste Sohn ist nach Hawaii ausgewandert. Damals wurde erzählt, daß jemand, der nach Amerika auswandert, mit einem Kasten voll Geld zurückkommen werde, beziehungsweise daß schon jemand so zurückgekommen sei.

Als wir heirateten, war unklar, ob mein Mann den Hof erben würde oder nicht, weil der erste Sohn in Hawaii war. Im fünften Jahr nach der Hochzeit haben uns seine Eltern dreitausend Yen gegeben und gesagt: »Vielleicht kommt unser erster Sohn zurück. Deshalb fangt mit diesem Geld irgendwo ein Geschäft an.« Wir sind nach Kure umgezogen und haben ein Geschäft eröffnet, aber es ging nicht gut. Damals hatten wir schon zwei Kinder. Dann haben seine Eltern gesagt, daß wir nach Hause zurückkommen sollen, der erste Sohn komme wohl doch nicht zurück. Da haben wir nach zwei Jahren Kure wieder verlassen und sind hier in dies Haus zurückgekommen. Seitdem haben wir uns ganz der Landwirtschaft gewidmet.

Mein Mann Tatsujirô ist mit fünfundfünfzig durch die Atombombe umgekommen. Ich selbst war damals fünfzig.

Am Sechsten, morgens früh, hab ich gekocht und mein Mann hat kurze Strohsandalen gemacht. Damals gab es kein festes Schuhwerk und mein Mann ist mit Strohsandalen zur Freiwilligen-Einheit gegangen. An jenem Morgen hat mein Mann gesagt: »Heute geht Chieko mit. Koch deshalb den Reis mit weniger Gerste.« Chieko ist unsere dritte Tochter; sie war damals zweiundzwanzig.

Ich habe den Reis mit möglichst wenig Gerste gemischt und in den Imbißkasten gefüllt. Nachdem ich meinen Mann und meine Tochter zur Arbeit geschickt hatte, habe ich auf dem Gurkenfeld gearbeitet. Als ich gerade mit einem Korb voll Gurken zum Pferdestall hinter dem Haus ging, kam eine B 29 geflogen und zog zwei oder drei Kreise über Nishihara. Es gab einen lauten Knall. Da ich mich hinterm Haus befand, habe ich den Blitz kaum bemerkt. Ich hab gedacht, irgendeine Bombe ist in der Nähe der Volksschule runtergekommen. Ein Fallschirm schwebte am Himmel über dem Fluß und flog flußaufwärts*. Als ich nach Hause zurückkam, war das ganze Haus voll Ruß und Staub, der aus dem Dachstuhl herabgekommen war. Die Möbel waren umgeworfen. Ich hatte keine Ahnung, was geschehen war.

Gegen Abend erhielten wir die Anweisung, unsere Angehörigen abzuholen und Bettzeug mitzunehmen. Es kamen auch welche zurück und berichteten: »Die Freiwilligen-Einheit ist vollständig vernichtet worden.« Von meinem Mann oder meiner Tochter bekam ich keine Nachricht. Ich konnte einfach nicht weinen. Ich erinnerte mich daran, wie meine Tochter an diesem Morgen in ihrem Zimmer in den Spiegel geschaut hatte. In dem Moment hatten sich unsere Blicke zufällig getroffen. Meine Tochter hatte dabei nichts gesagt. Das war unser Abschiedsblick. Es zerriß mir das Herz, als ich daran dachte.

Streit um eine Leiche auf dem nächtlichen Dorfplatz

Lassen Sie mich zunächst über meine Tochter Chieko erzählen. Chieko hatte früher bei Mitsubishi-Schiffbau gearbeitet, aber damals hatte sie bereits dort aufgehört und arbeitete auf dem Hof. So ist sie mit der Freiwilligen-Einheit nach Hiroshima gegangen.

In der Nacht des Sechsten hat einer aus unserem Dorf mich benachrichtigt: »Deine Tochter ist zurückgekommen und liegt auf dem Dorfplatz in Gion. Sie lebt noch und sagt, daß du ihr Gurken und Gerstentee bringen sollst. Sie ruft immer wieder ›Mutter! Mutter!‹ Geh schnell zu ihr.« Ich habe eine Binsenmatte auf den Karren gelegt und bin losgegangen, sie abzuholen. Auf dem großen dunklen Platz lagen zahlreiche Verletzte mit Brandwunden. Es war ein schreckliches Jammern und Stöhnen.

* Es handelt sich offensichtlich um einen der Fallschirme mit Meßgeräten, die von einem Begleitflugzeug des Bombenflugzeugs abgeworfen wurden.

Die Hügel von Ushida waren noch ganz rot von den Flammen.

Mit einer Kerze in der Hand habe ich gesucht und ein Mädchen gefunden, das meiner Tochter ähnlich sah. Da alle gleichermaßen verbrannt waren, konnte man die Verletzten wie die Toten schwer voneinander unterscheiden. Als ich ihren durch die Verbrennungen angeschwollenen Körper berührte, war er noch warm. Aber sie atmete nicht mehr.

In diesem Moment drängte mich ein Mann zur Seite und sah die Leiche aus der Nähe an: »Das ist unsere Tochter!« Das Mädchen hatte am ganzen Körper Verbrennungen, nur das Band, mit dem die Hose zugebunden gewesen war, war übrig. Da das Band angesengt war und seine Farbe verändert hatte, konnte ich auch nicht mit Sicherheit sagen, daß das Chiekos Band war. Nach einigem Hin und Her hat der Mann das Band genommen und hat gesagt: »Ich zeige das Band meiner Familie!« Er ist mit dem Band nach Hause gegangen. Dieser Mann war sich auch nicht sicher. Ich habe mehrere Stunden neben der Leiche gewartet, bis der Mann wieder zurückgekommen ist. Er berichtete: »Ich hab das Band meiner Familie gezeigt, aber alle sagen, daß es nicht unserer Tochter gehört.« Und er hat mir das Band zurückgegeben. Das war etwa um 1 Uhr in der Nacht zum Siebenten.

In der Hölle des dunklen Platzes in Gion haben wir uns so um eine Leiche gestritten. Das ist das Traurigste, was ich je erlebt habe.

Die Tote, die ich gefunden hatte und als Chieko ansah, habe ich dann mit dem Lastkarren nach Hause gebracht. Da es Hochsommer war, haben sich alle mit der Einäscherung der Leichen beeilt. Ich habe der Toten einen Sommerkimono angezogen und sie im Zimmer hingebettet. Mein Mann kam nicht heim. Die Frau des Priesters vom Tempel Jôgyôji hat das Totensutra gelesen und ich habe die Tote abends am Fluß eingeäschert. Ich habe selbst das Feuer geschürt und habe dabei alleine Amida-Buddha angerufen. Während ich die Tote verbrannte, hab ich gedacht, wie grausam das ist, und sie hat mir so leid getan, aber mir sind keine Tränen gekommen. Ich war völlig beschäftigt mit der Einäscherung.

Chieko hat eine Woche vor ihrem Tod den Mann, den wir ihr als Ehemann ausgesucht hatten, zum ersten Mal getroffen. Er kam aus Saijô im Kreis Kamo (heute: Stadt Hiroshima). Mein Mann hat ihn aus Hiroshima mit dem Fahrrad abgeholt. Er war Lehrer an einer Schule. Aber einen Tag danach hat er den Einberufungsbefehl bekommen und ist in den Krieg gezogen. Er hat uns daraufhin einen Brief geschrieben: »Betrachten Sie die Sache bitte als erledigt.«

Der Lehrer ist unversehrt aus dem Krieg heimgekehrt. Etwas später ist er zu uns gekommen: »Ich bin doch heimgekommen und möchte Chieko heiraten.« Da habe ich gesagt: »Chieko ist bei der Atombombe umgekommen.« Ja, im Leben ist nichts vorhersehbar.

Zurückgekommen ist eine abgehäutete Leiche

Jetzt erzähl ich Ihnen über meinen Mann Tatsujirô. Er war bei den Räumungsarbeiten in der Nähe des Tempels Seiganji in Nakajima. Als die Bombe fiel, war er gerade in einem Haus. Die Leute draußen haben schwere Verbrennungen erlitten und scheinen sofort in den Fluß gesprungen zu sein. Das ist der Grund, warum viele Leichen nicht gefunden worden sind. Sie sind weit raus aufs Meer getrieben worden oder auf den Meeresboden gesunken, so daß man sie nicht finden konnte.

Mein Mann ist am Siebenten mit dem Boot heimgekommen. An der Leiche war ein Papier befestigt, auf dem stand: Fujioka Tatsujirô. Er war ganz nackt. Wahrscheinlich waren seine Kleider verbrannt. Die Haut hatte sich vom Körper gelöst, aber er war nicht schwarzgebrannt. Am Kopf hatte er ein etwa fünf Zentimeter großes Loch. Vielleicht war ein Balken direkt auf seinen Kopf gefallen. Er hatte zwar schlimme Verbrennungen, aber weil er in einem Haus gewesen war, hatte sein Körper einigermaßen seine Form behalten. Ich habe ihn mit dem Karren von der Landestelle in Takase abgeholt und habe ihn nach Hause gebracht. Ich habe ihm einen Kimono angezogen und ihn in das Zimmer mit dem Hausaltar gelegt. Von seiner verbrannten Haut ist ein unsäglich übler Geruch ausgegangen: Das war jener eigenartige Geruch der Atombombenopfer.

Ich hatte die Asche meiner am Flußufer eingeäscherten Tochter in eine Urne getan und in den Hausaltar gestellt. Und nun lag mein Mann vor diesem Hausaltar und ich hielt die Totenwache.

Unter der wegen feindlicher Flieger abgedunkelten Lampe habe ich mit der Großmutter, meiner Schwiegermutter, laut die Sutren gelesen. Spät in der Nacht, als ich unsere Betten fertig machen wollte, hat mich die achtzigjährige Großmutter gebeten, daß sie bei meinem Mann schlafen darf: »Ich möchte gern diese Nacht bei Tatsu schlafen. Es ist das letzte Mal.« Ich hätte nie an so etwas gedacht.

In dieser Nacht haben die Großmutter und mein Mann unter demselben Moskitonetz Kopfkissen neben Kopfkissen gelegen. Während ich das Moskitonetz aufspannte, habe ich voll Bewunderung gedacht, wie tief doch die Liebe einer Mutter zu ihrem Kind ist. Die Leiche hat bestimmt schlecht gerochen. Es war wirklich ein übler Geruch. Aber die Großmutter hat die ganze Nacht still neben der Leiche meines Mannes geschlafen.

Am Achten hab ich früh morgens die Einäscherung vorbereitet. Ich habe meinen Mann zu der Stelle gebracht, wo ich am Vortag meine Tochter eingeäschert hatte, und habe ihn verbrannt. Damals gab es nur ganz wenige Familien, bei denen der Mann zurückgekommen ist. Ich war dankbar, daß mein Mann wenigstens als Toter nach Hause gekommen ist. Aber ich konnte mich nicht damit abfinden, daß er tot war. Ich habe neben dem brennenden Scheiterhaufen gehockt und den Ufersand in den Händen zusammengepreßt.

Nach Kriegsende ist der dritte Sohn (Bruder meines Mannes) mit seiner Familie aus Korea zurückgekommen. Sie sind mit drei Kindern und einem einzigen Rucksack auf dem Rücken heimgekehrt. Dadurch war es dann im Hause lebhafter, aber abends, wenn es dunkel wurde, dann wurde mir so traurig, so schrecklich traurig zumute, und ich habe geweint. Im Hause war Kazutos Frau dabei, aber ich wollte ihr meine Tränen nicht zeigen. Deshalb habe ich oft so getan, als hätte ich draußen noch was zu tun, und habe draußen alleine geweint. Ich habe mich im Schuppen ausgeweint und bin dann wieder ins Haus gegangen.

Damals haben wir Gemüse nur für den eigenen Gebrauch angebaut. Wir haben Süßkartoffeln und Gerste angebaut und an die staatliche Stelle abgeliefert. Es war wirklich schwer, die Familie sattzubekommen.

Eine große Hilfe war, daß mein Sohn Tatsuo bald nach Kriegsende heimkehrte. Auch heute leben wir ganz von der Landwirtschaft. Wir bauen 6 Tan Gemüse an, im letzten Jahr lauter Hiroshima-Kohl.

Von alters her sagt man: Wenn's eine Wirtschaftskrise gibt, dann kommt es zum Krieg. Ich hoffe, daß es keinen Krieg gibt. Vielleicht gibt's einen Krieg, wenn meine Urenkel etwa zwanzig sind, und wieder werden Menschen ermordet. Wenn ich daran denke, hab ich Angst vor der Gegenwart. Es darf nie wieder Krieg geben! Nie wieder Krieg!

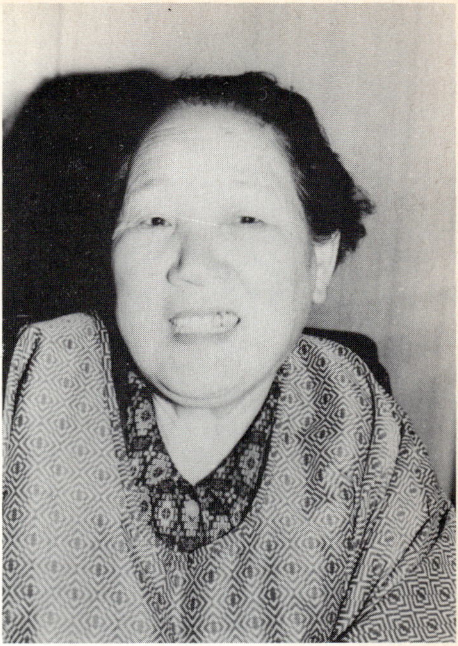

Momoki Tamano

Der Arzneischrank als Sarg

Einäscherung auf einem Stück Wellblech

Ich stamme aus Tonoga im Kreis Yamagata und wurde am 27. Oktober 1906 geboren. Ich werde dieses Jahr fünfundsiebzig.

Mein Mann hieß Masaichi, er ist mit achtundvierzig Jahren durch die Atombombe umgekommen. Wir haben 1935 geheiratet. Er hatte ein Kind von seiner ersten Frau.

Er war Arzneimittelverkäufer und war bei den Leuten beliebt. Unser Nachbar, ein alter Mann, der dabei war, als die Atombombe fiel, und der nachher noch zehn Tage gelebt hat, hat gesagt: »Herr Momoki war ein guter Mensch. Wenn der stirbt, dann werde ich auch nicht länger leben.« So gut war er bei den Leuten angeschrieben, so beliebt war er. Wie er zu Hause war, darüber will ich lieber nichts sagen.

Den Arzneihandel hat er in großem Stil betrieben. In Midorii hatte er eine kleine Produktionsstätte und eine Verkaufsstelle, dazu beschäftigte er zwei Vertreter. Bis hin zur Präfektur Mie hat er verkauft. Er hat die Ware sogar mit dem Schiff verschickt. Ich hab im Geschäft geholfen und auf dem Feld gearbeitet.

Als die Atombombe fiel, war mein ältester Sohn Tsuyoshi vier, Miyoko, die älteste Tochter, war vierundzwanzig, Yukie, die zweite Tochter, achtzehn, Sanae, die dritte Tochter, sechs. Ich hab mich als Frau mit einem Säugling registrieren lassen, so bin ich an dem Tag zu Hause geblieben und verschont worden. Mein Mann und die beiden ältesten Töchter Miyoko und Yukie waren mit der Freiwilligen-Einheit beziehungsweise dem Arbeitseinsatz in Hiroshima und haben die Atombombe mitbekommen.

Am Morgen des Sechsten war ich im Haus und habe gerade Pflaumen eingesalzen. In dem Moment, als ich den Krug auf die Erde setzte, kam ein Lichtblitz und ich hab einen Schreck gekriegt, denn die Schiebetüren sind mit einem Schlag umgerissen worden ... Gegen Abend kam dann Miyoko unverletzt heim. Ich war so erleichtert! Sie hatte mit dem Arbeitseinsatz bei Mitsubishi in Kannon-chô, Hiroshima, gearbeitet. Sie berichtete: »In Hiroshima sieht's schlimm aus!« Am Sechsten hab ich noch geglaubt, mein Mann werde auf jeden Fall heimkehren, und bin nicht suchen gegangen.

Früh morgens am Siebten war's, da kam jemand und

berichtete: »Herr Momoki ist in Yutani.« Ich bin sofort hingelaufen. Dort sagte mir jemand: »Herr Momoki? Der hat eben noch viel geredet.« Ich habe meinen Mann unter den schwarzgebrannten Verwundeten gefunden.

»Du, ich bin da!« hab ich ihn angeredet, aber er war schon tot. Als er am Tag vorher losging, hat er gesagt: »Die Kinder sind noch klein. Falls es einen Luftangriff gibt, kann ich noch nicht sterben.« Das fiel mir in dem Moment plötzlich ein. »Du, ich bin da! Hörst du nicht!« hab ich gerufen. Seltsamerweise kamen mir keine Tränen. Das kam von dem Schock und den vielen Verletzten ringsum. Es war die Hölle.

Mit Miyoko zusammen habe ich ihn rausgetragen und auf den Karren gelegt. Ich habe ihn mit einem Sommerkimono zugedeckt, den ich mitgebracht hatte. So sind wir heimgegangen. Wir haben ihn ins Haus getragen. Als ich ihn mit einem Handtuch abreiben wollte, löste sich die Haut ab ... Da habe ich's gelassen. Er hatte nur die Unterhose an und an einem Fuß einen Arbeitsschuh aus Leinen. Der ganze Körper war schwarzgebrannt. Da war nichts zu machen. Beide Hände hielten Fetzen von abgelöster Haut umkrallt, die wie Hobelspäne aussahen. Was mußte er für Schmerzen gelitten haben! Ich habe aus dem Arzneischrank einen Sarg gemacht, habe meinen Mann darin zum Flußufer getragen und ihn dort eingeäschert.

Am Achten habe ich die Kinder bei Nachbarn in Verwahrung gegeben und bin Yukie suchen gegangen. Ich habe sie tot in der Nähe des Motoyasugawa gefunden. Leute von der Hilfsmannschaft legten gerade vier oder fünf Leichen auf ein Stück Wellblech und bereiteten die Einäscherung vor. Darunter war auch Yukie. Jemand von der Hilfsmannschaft sagte: »Das ist aber ein schönes Mädchen!« Ihr Leib war wegen der Verbrennungen wie ein gekochter Polyp aufgequollen, das Gesicht war aber kaum verändert. Ich habe sie da einäschern lassen.

Entschuldigen Sie bitte, daß ich mit meiner Geschichte hin und herspringe: Vor dreizehn Jahren, also 1968, hat mir jemand aus Kabe gesagt, in dem Beinhaus für die Toten ohne Angehörige im Friedenspark in Hiroshima werde die Asche von einem Atombombenopfer namens Momoki Yukie aufbewahrt. Das erschien mir seltsam: Yukie war doch am Motoyasugawa eingeäschert worden und Miyoko und ich waren dabeigewesen. Wir hatten damals die Asche mit nach Hause genommen. Als ich nun hörte, daß ihre Asche dort in Hiroshima aufbewahrt werde, konnte ich das nicht auf sich beruhen lassen. Ich bin zu dem Beinhaus hingegangen. In dem Urnenkasten war ein Haarbüschel und auf dem Kasten aus ungehobeltem Zedernholz stand tatsächlich mit Tusche »Momoki Yukie«. Daneben stand auch der Name dessen, der die Einäscherung vorgenommen hatte: ein Mann aus der Präfektur Yamaguchi. Ich habe mir den Kasten geben lassen und habe das Tuch, das um den Kasten geschlungen war, sowie das Haarbüschel ins Grab getan.

Am Tag nach Yukies Einäscherung ist Miyoko mit unsrer Nachbarin Frau Neishi nach Hiroshima gegangen, um deren Tochter Kimie zu suchen. Ich habe Miyoko eine Packung Zigaretten mitgegeben, die wir zufällig im Haus hatten. Falls sie die Leute von der Hilfsmannschaft träfe, sollte sie den Männern das als Dank für gestern geben. Sie hat die Leute aber nicht finden können. Die Leiche der Nachbarstochter Kimie haben sie aber gefunden. Sie hatte noch einen Fetzen der Unterhose am Leib. An dem Muster des Stoffes hat Miyoko sie erkannt. Denn Kimie kam oft zu uns, um auf unserer Nähmaschine zu nähen, und die Unterhose hatte sie bei uns genäht.

So bin ich Witwe geworden mit zwei kleinen Kindern von vier und fünf und einer großen Tochter. Mit dem Geld, das mein Mann mit dem Arzneihandel verdient hatte, konnten wir zunächst leben, aber bald war es aufgebraucht. Die übrige Arznei hat ein Freund aus Furuichi verkauft, oben in den Bergen, oder gegen Lebensmittel eingetauscht. Davon haben wir gelebt. Aber dann kam die Arzneimittelkontrolle und die Währungsreform* und es wurde immer schwieriger. Bei der Sparkasse bekam eine vierköpfige Familie pro Monat 400 Yen heraus, aber wir haben das Geld dann doch nicht ausgegeben, sondern gespart.

Ich bin auch als Tagelöhnerin gegangen, für nur 80 oder 90 Sen pro Tag (100 Sen = 1 Yen). Die anderen haben 1 Yen 30 Sen bekommen. Aber weil ich schon fünfzig war, hab ich nicht den vollen Tagessatz bekommen. Als die Kinder von der Grundschule zur Mittelschule gingen, um 1955, war das Gesparte völlig aufgebraucht. Das war sehr schwer. Als die Kinder auf die Oberschule gingen, da brauchte ich für die beiden im Monat 2000 Yen**. So bin ich jeden Tag, bei jedem Wetter, arbeiten gegangen. Wir hatten auch nichts Anständiges zu essen, haben uns mit Hirse und Süßkartoffeln durchgeschlagen. Irgendwie hab ich die Kinder sattgekriegt. Die Kinder hab ich nie hungern lassen.

Manchmal habe ich morgens die Imbißkästen für die Kinder und mich vorbereitet, habe dann die Kinder geweckt und bin zum Schilfschneiden ans Meer in Kannonchô gegangen. Morgens um sechs war ich bei der Kanda-Brücke in Ushida und hab mir dort, bis die Arbeit anfing,

* Im Februar 1946 wurde eine Währungsreform durchgeführt. Dabei wurden die alten Sparguthaben vorübergehend gesperrt.

** Hier handelt es sich offenbar um neue Yen, die wesentlich weniger wert waren als die alten (100 neue Yen = etwa 1 DM).

auf den Armen so an die fünfzig Stellen Moxa gesetzt. Ich war damals noch jung, deshalb habe ich durchhalten können.

Da das Essen nicht reichte, habe ich von unserem Nachbarn Hirao 6 Se Trockenfelder gepachtet und habe dort Gemüse angepflanzt. Wenn die Tagesarbeit beendet war und ich aus Hiroshima heimkam, da war's schon nach 8 Uhr, egal wie ich mich beeilte. Dann bin ich aufs Feld gegangen und habe das Gemüse versorgt. Um möglichst wenig Geld auszugeben für Gemüse, habe ich versucht, alles Gemüse selbst anzubauen.

Ich wollte nicht, daß man denkt, ich wäre ein Felddieb, wenn ich im Dunkeln auf dem Feld arbeitete, und mir taten auch die Kinder leid, wenn ich daran dachte, daß man sie hänseln würde, weil ihre Mutter abends auf dem Acker arbeitet. Deshalb habe ich mich zwischen das Gemüse geduckt, jedesmal wenn jemand in die Nähe des Feldes kam, und habe gewartet, bis er vorbei war. Es war wie ein Versteckspiel, die Abendarbeit auf dem Felde.

Ich hätte die Kinder gern so wie alle anderen angezogen, aber das ging nicht. Sanae habe ich auf die Oberschule in Kabe geschickt. Da hatte sie nur einen einzigen Rock. Eine Lehrerin, die das nicht wußte, hat zu ihr gesagt: »Wasch doch endlich mal deinen Rock!« Aber sie hatte ja nichts zum Wechseln, wenn der Rock gewaschen wurde. Als sie auf die Oberschule kam, hab ich ihr gesagt: »Wir können uns nicht die gleichen Sachen leisten wie die Leute. Auch wenn die anderen Schuhe anhaben, du mußt mit Strohsandalen zur Schule gehn. Wenn dir das nichts ausmacht, dann kannst du auf die Oberschule gehen.« Das hat sie wohl verstanden. Sie hat sich nie beklagt während der Schulzeit.

Wenn ich sehe, wie die Leute heute ständig neue Sachen anziehen, dann muß ich oft an unsere Not damals denken. Nun, die Zeiten haben sich geändert, das stimmt, aber heute gibt es alles zu reichlich. Es wär schön, wenn's immer so weiterginge, aber innerhalb eines Menschenlebens gibt es immer mehr Schmerzliches als Erfreuliches. Man muß ertragen können. Sanae verstand das gut und hat alles ertragen. Sanae hab ich vor fünfzehn oder sechzehn Jahren verheiratet. Die Aussteuer hat sie sich ganz alleine zusammengespart. Ach ja, das hab ich vergessen: Miyoko, die Älteste, habe ich 1946 verheiratet, obwohl ich sie eigentlich gerne zu Hause als Hilfe behalten hätte.

Ich hab einmal in einem Geschäft in der Nähe gesehen, wie Kinder heimlich von den Süßigkeiten etwas in ihre Taschen gesteckt haben. Kinder möchten eben so was essen, wenn sie's sehen, und wenn sie kein Geld haben, dann klauen sie's. Da habe ich gedacht: Ich gebe meinen eigenen Kindern auch nicht genug. Vielleicht tun sie auch mal etwas Unrechtes? Da habe ich lange darüber nachgedacht. Auch als alle anderen Familien schon Kühlschrank und Waschmaschine hatten, habe ich noch keine gekauft. Viel später hab ich dann aber auch Kühlschrank und Waschmaschine angeschafft.

Unser Haus ist bei der großen Überschwemmung 1943 zu mehr als der Hälfte zerstört worden. Die Feuerwehr hat es dann wieder soweit aus dem Sand rausgeholt, daß wir drin wohnen konnten.

Die Überschwemmung war schlimm. Der Deich des Furukawa ist oberhalb unseres Hauses gebrochen, und die Flut ist durch unser Haus hindurchgeströmt. Nur hundert fertige Arzneipäckchen, die heiligen Schriften (buddhistische Bücher), die Namenstäfelchen der Toten, Rosenkränze, das Bettzeug und 2 Shô Reis hatten wir oben auf die Schränke gepackt. Die Sachen sind uns erhalten geblieben. Der übrige Hausrat ist vollständig weggeschwemmt worden. Die Flut kam tagsüber, das war noch gut. Trotzdem sind in unserem Dorf eine alte Frau und ein kleines Mädchen vom Wasser mitgerissen worden und umgekommen. Wir standen dabei auf dem Deich und haben gesehen, wie sie im Wasser trieben. Aber der

Fluß war außer Kontrolle, und wir konnten überhaupt nichts machen.

Wir hatten uns noch nicht richtig erholt von der Überschwemmung, da kam die Atombombe. Das Haus war deshalb in einem kläglichen Zustand. Es hielt gerade den schlimmsten Regen ab. Wenn es durchregnete, dann ging ich in der Wohnung umher, um unter immer neue Stellen Eimer und Schüsseln zu stellen. Wenn es besonders schlimm wurde, bin ich selbst aufs Dach gestiegen und habe die Ziegel repariert. Geschämt hab ich mich deswegen nicht. Ich habe nur gedacht, vielleicht sagen die Leute: »Seht mal die Frau Momoki, hoffentlich wird sie nicht krank dabei.« Ich hab Tag und Nacht gearbeitet, daß wir was zu essen hatten und die Kinder ordentlich aufwuchsen.

Bei 6 Se Feldern, da kann man nicht viel Gemüse verkaufen. Ich hab Boden dazugekauft, so daß ich 1 Tan und 6 Se hatte, und habe Gerste und Hirse angebaut. Da unser Haus eigentlich kein Bauernhof war, habe ich die Ackergeräte in der Nachbarschaft ausgeliehen. Alle waren sehr hilfsbereit und haben mir gezeigt, wie man's macht, sogar wie man Spinat für den Verkauf bündelt.

Als Sanae arbeiten ging, ist sie oft zusammen mit der Tochter von Yokoyamas aus Nakachôshi zur Firma gegangen. Und die hat zur ihr gesagt: »Deine Mutter arbeitet aber tüchtig. Alle bewundern sie.« Darüber habe ich mich sehr gefreut. Ich bin immer noch dankbar, daß sie das gerade damals zu Sanae gesagt hat.

Ich hab's als Mutter nicht leicht gehabt, die Kinder großzukriegen. Aber auch die Kinder hatten's nicht leicht. Ich hoffe, Sie verstehen mich: Wenn ich über meine Schwierigkeiten geredet habe, so nicht, um die Kinder mir zu verpflichten.

Als mein Sohn Tsuyoshi heiratete, habe ich ihm vorher gesagt: »Als du klein warst, habe ich dir nicht das gegeben, was anderswo üblich war. Wenn du jetzt heiratest, bist du deshalb frei, zu tun, was du für richtig hältst. Du kannst auch den Hof verlassen.« Er hat darauf nichts geantwortet. Vor dreizehn Jahren hat er dies Haus gebaut, wo wir zusammen leben. Damals, als wir in Not waren, habe ich selbst auch daran gedacht, ein kleines Haus zu bauen. Aber ich hab's nicht geschafft. Dank der Arbeit der Kinder, darf ich jetzt in einem so schönen Haus wohnen. Ich bin glücklich. Ich habe meinen Mann verloren, aber habe so lange gelebt. Jetzt bin ich fünfundsiebzig. Mein toter Mann sieht uns zu aus seinem Grab heraus. Dies alles verdanke ich dem Toten. Ich will ihm recht oft Totenmessen lesen lassen. Dafür will ich den Rest meines Lebens sorgen.

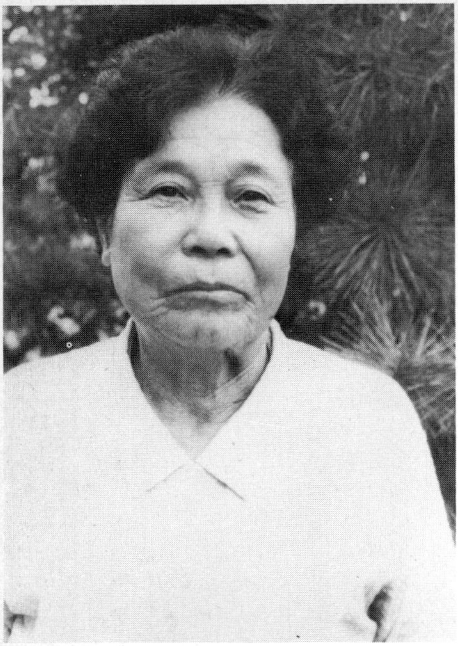

Yokomaru Tsuyuko

Auch das Baby wurde ein Opfer der Strahlung

Mit schmerzenden Brüsten auf der Suche

Mein Elternhaus heißt Yamamoto und ich komme aus Shimo-Midorii. Meine Eltern waren Pächter. Wir hatten etwa 5 Tan. Mein Vater starb als ich achtzehn war. Wir waren sechs Geschwister. Ich war die älteste Tochter und half meiner Mutter: Fäkalien holen oder Matten flechten. An einem Tag haben wir etwa vier Matten fertiggekriegt. Die Kettfäden hat meine Mutter gesponnen.

Wir haben auch Binsen angebaut. Die haben wir alle für die Matten verarbeitet. Als Pächter zu leben, war schwer. Die Ernte wurde zum größten Teil vom Grundbesitzer einbehalten. Angebaut haben wir Kyôto-Kohl, Schwarzwurzeln, Chinakohl und anderes. Zum Totenfest im Sommer braucht der Bauer Bargeld, weil dann die Schulden fällig sind. Ich hab meiner Mutter geholfen und die kleinen Brüder zum Arbeiten angehalten. Bis zu meinem einundzwanzigsten Jahr habe ich auf dem Feld Schwerstarbeit geleistet.

Meine Heirat ist von den Eltern arrangiert worden. Die ältere Schwester meines Mannes lebte damals in Midorii und hat das vermittelt. Mein Mann hieß Masaru und war neunundzwanzig Jahre alt, acht Jahre älter als ich. Er arbeitete beim Hausbau, als Spezialist für den Fundamentbau. Er war besonders klein gewachsen und machte selbst Scherze darüber. Ja, wir waren ein sogenanntes Flohpärchen: der Mann war kleiner als die Frau.

Mein Mann hatte drei Geschwister. Als ich hierher heiratete, waren noch seine jüngere Schwester Haruko und sein jüngerer Bruder Jirô im Haus, dazu die Schwiegereltern. Ich habe mich mit den Alten um die Feldarbeit gekümmert. In dieser Gegend wurde damals viel Hirse angebaut.

Am 6. August 1945 morgens: Die Hirse stand ein oder zwei Fuß hoch. Ich war grad am Ausdünnen, da sah ich eine B 29 in Richtung Oda fliegen. Im selben Moment gab's einen dumpfen Knall und über Hiroshima stieg ein großer Ball aus Rauch und Feuer hoch. Auf dem Nachbarfeld standen gerade die Schwarzwurzeln in Blüte. Da bin ich reingerannt und hab mich eine Weile dort versteckt gehalten.

Als ich nach Hause kam, war die Uhr stehen geblieben. Die Schiebetüren waren kaputt und umgestürzt. Alles was auf dem Wandbord stand, war herabgefallen und lag auf dem Boden herum. Da ist was Schlimmes passiert, habe ich gedacht: Vielleicht hat's meinen Mann erwischt. Tochimura Kenzô, unser Nachbar, war früher heimgekehrt mit dem Pferdewagen voll Bauholz von den Aufräumarbeiten. Ich habe ihn gefragt: »Hat's unseren Vater erwischt?« Da hat er gesagt: »Als ich da war, ist nichts passiert. Was danach war, weiß ich nicht.« Als ich's recht überlegte, sah ich ein, daß er nichts wissen konnte: Er war ja schon wieder zu Hause gewesen, als es den Knall gab.

Um 11 Uhr etwa begannen die Verletzten hier vorbeizuziehen. Da ist was Schlimmes passiert, hab ich gedacht und konnte weder sitzen noch stehen vor Unruhe. Ich bin zu meinem Elternhaus in Shimo-Midorii gerannt: »Wißt ihr, was los ist?« Aber da wußten sie auch nicht Bescheid.

Nach einiger Zeit sagte jemand, die Leute von der Freiwilligen-Einheit seien beim Bootssteg und in der Grundschule. Ich habe auf einen Handwagen eine Binsenmatte gepackt und Bettzeug draufgebunden und bin hingerannt. Aber er war nicht in der Schule. Dann hieß es, die Verwundeten seien mit Booten zur Shôwa-Brücke gebracht worden. Da bin ich mit dem Wagen dort hingerannt, aber dort war er auch nicht. Wenn er mit dem Boot heimkommt, ist er vielleicht in Takase, habe ich gedacht, und bin dort hingerannt. Da war er aber auch nicht. Vom Nachmittag bis in die Nacht hinein bin ich mit dem Wagen hin und her gelaufen, habe ihn aber nicht gefunden. Nirgendwo war er.

Dann ist Herr Yokochi, der Mann von Yokochi Toshiko, heimgekommen, und ich habe ihn am Krankenbett besucht. Ich wollte ihn nach meinem Mann fragen, aber er hatte Verbrennungen am ganzen Körper und sah aus wie ein Kaninchen, dem man die Haut abgezogen hat. Da habe ich ihn nur angesehen. Ich hoffte, daß mein Mann später auch zurückkommen würde. So verging die Nacht.

Am frühen Morgen des Siebten hörte ich, daß die Verletzten nach Yutani in Gion gebracht worden seien. Ich bin sofort hin mit dem Wagen. Da waren viele Verletzte und stöhnten: »Wasser bitte, Wasser bitte!« Aber dort war mein Mann auch nicht. Dann hörte ich, daß man im Tempel Shôsôji in Gion die Toten sammelte. So bin ich da hingerannt. Dort lagen schwarzgebrannte Leichen in Mengen, die mit Strohmatten zugedeckt waren. Ich habe jede Matte hochgehoben, aber mein Mann war nicht dabei. Unter den Toten waren Sugita Shigeru, der Mann von Sugita Chiyoko, und Nomura Shinichi*. Da dachte ich: Vielleicht ist er heimgekommen, während du hier suchst, und ich bin eilig nach Hause zurück. Aber er war nicht zu Hause. Meine Mutter war gekommen, um auf das Haus aufzupassen.

Damals hatte ich fünf Kinder. Der Älteste, Masayoshi, war fünfzehn und war mit der Bauernbrigade auf einer Farm in Tomo in der Gemeinde Numata. An dem Tag hatte er gerade frei und war zu Hause. Der zweite, Masaharu, war dreizehn und ging in die 6. Klasse der Volksschule, der dritte, Hiroshi, war elf und in der 4. Klasse, der vierte, Seizô, war sechs. Kiyoko, die Jüngste, war anderthalb. Ich war sechsunddreißig.

Ich habe überall gesucht. Unterwegs sind mir die Brüste geschwollen und ich bin heim und hab der Kleinsten zu trinken gegeben. Dann bin ich wieder suchen gegangen. Ich bin verzweifelt, mit schmerzenden Brüsten, überall herumgelaufen, wo er vielleicht sein konnte, lebend oder tot.

* Offenbar eine Verwechslung: Nomura Shinichi kam, wie aus dem Bericht seiner Frau, Nomura Masako, hervorgeht, mit dem Boot heim.

Zehn Tage habe ich wohl so herumgesucht. In Yokokawa hab ich mir einen halben Tag lang alle Toten angesehen. In Hiroshima gab es damals nirgendwo Schatten. In der prallen Sonne bin ich in Arbeitshose und Strohsandalen, mit einem Handtuch um den Kopf, herumgelaufen. »Wieso find ich ihn nicht?« habe ich gedacht und habe mich hingesetzt auf die brennend heißen Steine am Wegrand. Die Schwester meines Mannes und ihr Sohn kamen mit Verbrennungen in unser Haus. Außerdem waren sie schwer verletzt, und ich hab ihnen Umschläge mit Kartoffelbrei gemacht.

Vom zehnten Tag an wurde Kiyokos Zustand immer seltsamer. Da konnte ich dann nicht mehr meinen Mann suchen gehen: Ich mußte für die Kranken sorgen, und ich hatte das Baby. Jirô, der jüngere Bruder meines Mannes, der bei den Stahlwerken in Funakoshimachi beschäftigt war, meinte: »Ich finde ihn auch nicht. Gib es auf!« Ich wollte trotzdem weiter suchen gehen. Aber mit den Kranken ging das nicht.

Kiyoko weinte nicht. Sie trank tüchtig. Aber dabei wurde sie von Tag zu Tag matter und schwächer. Ich habe sie zu Dr. Hirano gebracht. Da waren viele Kranke und ich mußte einen halben Tag warten, bis wir endlich drankamen. »Wenn Sie bei der Spritze weint, kommt sie durch«, sagte der Arzt und gab ihr dabei eine Spritze. Sie weinte nicht. »War sie beim Blitz dabei?« – »Sie ist noch so klein. Deshalb hab ich sie zu Hause gelassen, als ich meinen Mann suchte.« Der Doktor hat darauf nichts geantwortet.

Vom Zwanzigsten an sind ihre Fußsohlen angeschwollen und am vierundzwanzigsten ist Kiyoko gestorben. Es war ein kurzes Leben. Kaum angefangen, war es schon zu Ende. Ich verstand überhaupt nicht, weshalb sie gestorben war. Später hab ich mir gesagt: Die giftige Strahlung, die ich mitbekommen hatte, ist durch die Milch in Kiyokos Körper gelangt und hat sie getötet. Ich hab einen kleinen Kasten gemacht und Kiyoko hineingelegt. An eine Begräbnisfeier oder etwas Derartiges war nicht zu denken. Ich bin da hingegangen, wo sie die Toten einäscherten, habe eine Grube ausgehoben und Kiyoko verbrannt. Ich hatte dabei meine Alltagskleidung an, die flikkenbesetzte Arbeitshose . . .

Mein Mann ist schließlich doch nicht heimgekommen. Für die Feldarbeit hatte ich keine Kraft. Ende August haben meine Nerven nicht mehr mitgemacht, und ich habe außerdem eine Blinddarmentzündung gekriegt. Bei Dr. Tademoto in Midorii wurde mir gesagt: »Wenn Sie wieder zu arbeiten haben, werden Sie von selbst gesund!« Ich habe einen Monat lang nichts getan. Ab Ende September habe ich langsam wieder Lust zu arbeiten bekommen.

Mein Mann hatte mir ein Haarbüschel und abgeschnittene Fingernägel hinterlassen. Vier Tage vor der Atombombe hat er sie mir gegeben: »Wenn ich sterbe, behalte das als Erinnerung.« Gleich darauf ist er durch die Atombombe umgekommen. Nichts ist von ihm zurückgekommen. Das hat er wohl geahnt. Ich hab die Haare und die Fingernägel ins Grab getan.

Ich wußte nicht, wie ich die Kinder kleiden und ernähren sollte. Der Reis war rationiert. Wir hatten 2 Tan und 2 Se Reisfelder, aber nach der Ablieferung an die staatliche Stelle blieben nur minderwertige Reste. Wie sollte ich die vier Jungen sattkriegen? Sie waren ja gerade in einem Alter, wo sie viel essen. Dazu kam meine Nervenschwäche. In diesem Dorf ging's mir am schlimmsten. Es war wirklich ein schweres Leben. Mit achtzehn ist mir der Vater gestorben, als ich sechsunddreißig war, ist mein Mann durch die Atombombe umgekommen. Mein Leben war lauter Mühe und Arbeit.

Masayoshi hab ich für einen Tageslohn von 80 Sen arbeiten geschickt. Ohne Bargeld war es zu mühsam. Da blieb nichts anderes übrig als Tagelöhnerarbeit. Ich bin mit meinem zweiten Sohn Masaharu, der damals dreizehn war, Fäkalien holen gegangen. Nakagawa Sadaichi und Fukunaga Junji hier aus der Nachbarschaft gingen damals mit dem Pferdewagen zur Eisenbahnerschule in Mukainada (die heutige Eisenbahnerschule Hiroshima) Fäkalien holen. Ich habe mir einen Anrechtteil abtreten lassen und bin anfangs mit den beiden Nachbarn zusammen gegangen. Nachts um 12 Uhr bin ich aufgestanden, habe Rettich und Reis durcheinandergekocht und daraus Klöße zum Mitnehmen gemacht. Dann sind wir losgezogen. Es war Arbeit für einen ganzen Tag.

Nachdem der Krieg zu Ende war und ein neues Jahr begonnen hatte, hab ich wieder geheiratet: den jüngeren Bruder meines Mannes. Aber auch diesmal war mir das Schicksal nicht günstig. Im Dezember 1947 ist mein zweiter Mann gestorben. Die Ehe hat keine zwei Jahre gedauert. Ich habe einen fünften Sohn von ihm, Yoshiaki. Dann hat wieder das Fäkalienholen angefangen. Ich bin mit einem großen Karren mit Eisenrädern und drei Fässern drauf nach Mukainada gezogen. In der Gegend der Ôzu-Brücke gab es ein Weinfeld. Wenn wir hingingen, war's noch dunkel. Masaharu schob hinten den Karren. Ich zog vorne mit dem kleinen Yoshiaki auf dem Rücken. Auf dem Rückweg haben wir unter den Weinlauben gerastet und Mittag gegessen. Dort habe ich Yoshiaki die Brust gegeben. Wenn morgens Rauhreif auf den Wegen lag, rutschte der Wagen so leicht. Dann hatten wir besondere Mühe damit.

Wenn wir Fäkalien holen gingen, hab ich Masaharu die Schule schwänzen lassen. Er hat sich aber nie beschwert und hat tüchtig geholfen. Bis in die Nacht hinein haben wir Strohsandalen geflochten und sind dann am nächsten Tag damit nach Mukainada gegangen. Für den Weg hin und zurück lief man zwei Paar Sandalen durch.

Sonntags bin ich mit Masaharu zum Nukuiyama (Bergwald im gemeinsamen Nutzungsrecht des Dorfes) gegangen, um Brennholz zu holen. Wir konnten es uns nicht leisten, Brennholz zu kaufen. Die Kinder hatten nichts anzuziehen und nichts zu essen. Im Winter hatte ich nicht genügend Wollenes für sie. Sie hatten die ganze Zeit Arbeitsjacken an. Mein Gesicht hat auch nie mit Kosmetik Bekanntschaft gemacht. Ich brauchte das Geld für die Kinder, da war an sowas nicht zu denken. Meine Arbeitshose war über und über mit Flicken bedeckt.

Wenn's auf den Feldern nichts zu tun gab, bin ich arbeiten gegangen bei der Baufirma Takahashi in Nishikaniya in der Nähe des Bahnhofs Hiroshima, und zwar beim Tiefbau. Von der schweren Arbeit damals habe ich jetzt Schmerzen in den Beinen und der Hüfte. Das rechte Bein kann ich nicht mehr richtig beugen.

Ich wollte nicht, daß man sagte, der Sohn einer Witwe kriegt keine Frau. So habe ich 1958 für Masayoshi eine Braut besorgt. Damit bin ich endlich frei geworden, endlich ist die Arbeit leichter geworden. Aber mit den Beinen und der Hüfte wird's immer schlimmer. Der Arzt sagt: »Das ist Veranlagung.« Es wird wohl nicht mehr besser. Da hab ich was mitzubringen, wenn ich zu meinem Mann geh. An Regentagen tut's besonders weh. Und es sieht nicht schön aus.

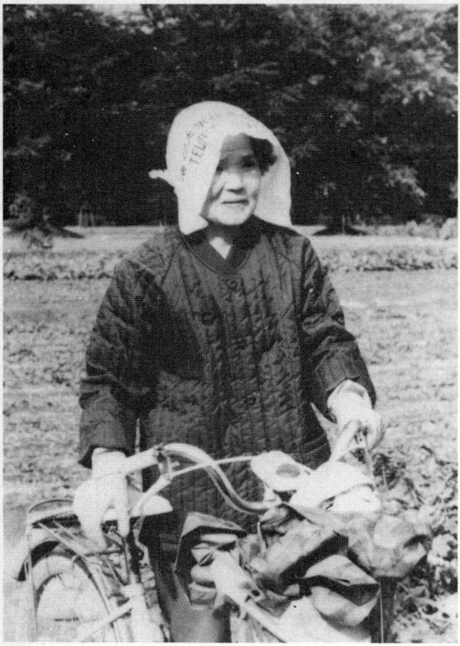

Nomura Masako

Er lebte noch, als er heimkam

Er kam mit dem Boot

Ich wurde im Jahr des Affen geboren, das heißt 1920, am 7. Oktober, und bin in diesem Jahr genau sechzig Jahre alt. Mein Geburtsort ist das jetzige Kami-Yaguchi, Gemeinde Kôyô. Ich hatte einen älteren und einen jüngeren Bruder, wir waren also drei Geschwister. Nach Abschluß der Grundschule in Kuchita hab ich eine Ergänzungsschule besucht und daneben bei der Feldarbeit geholfen und Nähen gelernt. Mein Vater war altmodisch und meinte: »Ein Mädchen muß zu Hause bleiben!« Er hat mich nicht aus dem Hause gelassen.

Durch einen Heiratsvermittler habe ich hierher geheiratet. Mein Mann hieß Shinichi und war damals, wenn ich mich recht erinnere, achtundzwanzig Jahre alt. Ich war einundzwanzig. Gegen Ende des Sommers hat uns der Heiratsvermittler zusammen mit Shinichi besucht, und bald danach ist die Hochzeit festgesetzt worden. Damals wurde oft kurz vor der Ernte Hochzeit gefeiert*. Auch bei mir hatten sie's wohl eilig.

Weniger als einen Monat nach dem ersten Treffen haben wir geheiratet. Da wußte ich natürlich bei der Hochzeit kaum, wie mein Mann aussah. Von der Anlegestelle in Yaguchi aus bin ich mit dem Boot zur Hochzeit gefahren. Eine Hochzeitsreise haben wir selbstverständlich nicht gemacht. Es war Herbst, mitten in der Ernte, und ich habe vom Tag nach der Hochzeit an auf dem Felde gearbeitet. Mein Mann ist ja durch die Atombombe umgekommen, da machen wir eben unsere Hochzeitsreise in der anderen Welt.

Mein Mann war ein schweigsamer, ruhiger und rücksichtsvoller Mensch. Er wurde von allen geliebt. Er war von kleinem Wuchs, hatte aber einen kräftigen Körperbau. Seinen rechten Zeigefinger hatte er irgendwann beim Dreschen verletzt. Da er mit dem verkürzten Finger kein Gewehr betätigen konnte, hatten sie ihn vom Kriegsdienst vorläufig zurückgestellt. Aber er sagte oft: »Ich kann jederzeit eingezogen werden.«

Wir hatten ungefähr 2 Tan Reisfelder und 4 oder 5 Tan Gemüsefelder. Unsere Reisfelder lagen in Tomotake, Gemeinde Kôyô, auf der anderen Seite des Flusses. Mein

* Die Schwiegertochter war insbesondere zur Erntezeit eine willkommene neue Arbeitskraft.

Mann und ich sind mit dem Boot zur Feldarbeit rübergefahren. Hier in Kami-Nukui gibt es hauptsächlich Gemüsefelder. Obgleich ein großer Fluß direkt nebenan ist, bekommt man das Wasser nicht auf die Felder herauf. Es sind lauter Gemüsefelder. Wir haben viel Rettich, Schwarzwurzeln, Hirse, Kartoffeln und Gerste angebaut und waren sehr beschäftigt.

Als der Krieg immer heftiger wurde, mußten wir auch Süßkartoffeln und Gerste abliefern. Nachts um 1 Uhr ist mein Mann mit dem Boot nach Hiroshima gefahren, um Fäkalien zu holen. Ich habe ihm zu essen gemacht und habe ihn jedesmal bis zum Fluß hinter unserm Haus begleitet. Das klingt recht romantisch, aber es war überhaupt nicht romantisch. Später ist er mit dem Ochsenwagen gegangen.

Am Morgen des Sechsten hat er gesagt: »Heute komm ich früher heim«, und ist losgegangen. Damals war unsere zweijährige Tochter Masae oft krank, und ich mußte mit ihr zum Arzt. Auch an jenem Morgen habe ich sie auf meinem Rücken zu Dr. Hirano in Yaguchi gebracht. Ich bin mit dem Fährboot über den Fluß gefahren. Als ich gerade in der Nähe des Bahnhofs Aki-Yaguchi war, gab es einen Blitz, und im selben Moment hab ich einen dumpfen Knall gehört. Ich war so erschrocken, daß ich nicht wußte, ob erst der Blitz kam oder der Knall.

Als ich bei Dr. Hirano ankam, waren die Fensterscheiben kaputt, und es sah wüst aus. Trotzdem hat Dr. Hirano meine Tochter kurz untersucht. Ich bin schnell nach Hause zurückgegangen, weil ich spürte, daß irgend etwas Schreckliches passiert war. Als ich auf dem Heimweg vom Fährboot aus nach Hiroshima blickte, stieg dort eine schwarze Wolke auf. Es war offenbar etwas Außerordentliches passiert. Beim Heimgehen dachte ich, irgendwas ist dort explodiert. Als ich dann zu Hause ankam, sah es dort wirklich schlimm aus: die Schiebetüren waren umgestürzt und das Kaiser-Bild war von der

Wand runtergefallen. Das Haus war in einem wüsten Zustand.

Es war am Abend um 7 Uhr. Jemand benachrichtigte mich, daß mein Mann mit dem Boot zurückgekommen sei. Ich weiß nicht mehr, wer mir damals die Nachricht gebracht hat. Ich bin zur Anlegestelle bei Takase gegangen und bin zusammen mit Nakaoka Misano und Hamamoto Himeyo und dem Ehepaar Hamao ins Boot gestiegen. Wir haben Sommerkimonos mitgenommen. Als wir schon ziemlich weit flußabwärts gefahren waren, rief uns jemand von einem entgegenkommenden Boot zu: »Shinichi ist in diesem Boot!« Wir haben unser Boot an das andere herangerudert, und ich bin hinübergestiegen. Dort war tatsächlich mein Mann. Er hatte am ganzen Körper Verbrennungen und sein Gesicht war ganz schwarz. Er hatte nichts an. Nur an einem Fuß hatte er einen zerrissenen Arbeitsschuh. Seine Lippen waren aufgeschwollen, und wenn er nicht gesprochen hätte, ich hätte ihn nicht erkannt. Im Boot habe ich ihm den mitgebrachten Sommerkimono angezogen. Jemand hat mir geholfen, ihn auf einer Regentür vom Flußufer bis zu unserem Haus zu bringen, aber ich erinnere mich überhaupt nicht, wer das war.

Als ich ihn hinlegte, sagte er: »Gib mir Wasser!« und: »Der Bauch tut mir so weh!« Eier sollen gut für Verbrennungen sein. So hab ich Eier aufgeschlagen und das Weiße auf seinen Körper gerieben. Aber so starke Verbrennungen kann man nicht mit Eiweiß heilen. Er jammerte: »Ich halt's nicht aus«, aber ich konnte nichts tun. Da er bei vollem Bewußtsein war, war's wohl besonders schmerzhaft. Er hat weder meinen Namen noch den seiner Tochter gerufen.

Unter der wegen des Fliegeralarms abgedunkelten Lampe hab ich neben meinem Mann gesessen. Er jammerte ständig: »Ich halt's nicht mehr aus!« Es war etwa 9 Uhr am Abend, als er starb. Ich habe ein Handtuch naß gemacht und damit seine aufgeschwollenen Lippen angefeuchtet. Mit Masae im Arm habe ich ihm den letzten Trunk gegeben.

Am nächsten Tag ist mein Vater zu uns gekommen, und wir haben meinen Mann eingeäschert. Während ich den Scheiterhaufen anzündete, habe ich mir Vorwürfe gemacht, daß ich ihm nicht mehr zu trinken gegeben habe, wo er doch ständig nach Wasser rief.

Eine Hölle auch für die Überlebenden

Etwa einen Monat lang fühlte ich mich matt und kraftlos und konnte nichts anfangen. Auch mit meinem Kopf war etwas nicht in Ordnung. Ich habe mir Moxa gesetzt, aber die wahnsinnigen Kopfschmerzen ließen nicht nach. Die kamen wohl von dem Schock, daß ich meinen Mann verloren hatte.

Mein Schwiegervater war kränklich und ich selbst war in einen Zustand totaler Mattigkeit versunken. Da ging's uns immer schlechter. Und Bargeld brauchten wir auch. Im Herbst wußte ich nicht, was ich säen sollte, aber als ich sah, wie das Gemüse sproß, habe ich irgendwie wieder Mut gefaßt ... Als ich mich gerade entschlossen hatte, mich nicht unterkriegen zu lassen, da kam die Überschwemmung vom 17. September 1945, und die Gemüsefelder sind fortgeschwemmt worden. Auf den Feldern lagen etwa 30 Zentimeter hoch Sand und Kies. Da hab ich die gute Erde hervorgeholt und Sand und Kies untergegraben. Das habe ich ganz alleine Stück für Stück mit der Hacke gemacht. Mein Schwiegervater war krank und konnte mir überhaupt nicht helfen. Ich habe meine kleine Tochter auf dem Feld rumspielen lassen, während ich die Hochwasserschäden ausbesserte.

Etwa zehn Jahre lang mußte ich als Frau die Arbeit

eines Mannes leisten. Das Hochwasser hatte den Boden unfruchtbar gemacht, und es gab keinen Dünger. Rettiche und Karotten waren fadendünn. Auch die 2 Tan Reisfelder in Yaguchi habe ich alleine bestellt. Als meine Tochter krank war, hab ich sie alleine zu Hause im Bett gelassen und bin jeden Tag mit dem Boot rübergefahren, um auf den Reisfeldern zu arbeiten.

Wenn ich auf den Gemüsefeldern fleißig war, wucherte das Unkraut in den Reisfeldern, und wenn ich mich um die Reisfelder kümmerte, breitete sich das Unkraut in den Gemüsefeldern aus. »Wenn doch nur mein Mann am Leben wäre«, hab ich oft in meinem Innersten geweint, obgleich ich wußte, daß es nicht zu ändern war. Alle meine Nachbarinnen waren Witwen geworden und niemand war da, der mir raten konnte. Wenn meine Nachbarinnen Schwarzwurzeln säten, hab ich auch Schwarzwurzeln gesät. Ich habe eben gearbeitet, so gut ich's verstand. Noch vor Sonnenaufgang habe ich, ohne im Dunkeln richtig sehen zu können, die Schwarzwurzeln ausgegraben, dann gewaschen und gebündelt. Und dann hab ich wieder den ganzen Tag, bis es abends dunkel wurde, Schwarzwurzeln ausgegraben. Ich habe gearbeitet, daß ich kaum Zeit zum Schlafen hatte. Manchmal hab ich die ganze Nacht durchgeweint und dabei meine schlafende Tochter angesehen. Je mehr ich drüber nachdachte, desto mehr mußte ich weinen. Ich habe manchmal mehrere Nächte hintereinander geweint, und wenn mir die Arbeit auf dem Feld nicht gelang, dann wurde mir noch trauriger zumute, und ich weinte noch mehr.

Aber wenn ich daran dachte, wie schrecklich mein Mann gestorben war, dann konnte ich nicht immer nur weinen. Ich sagte mir: Wenn du dich nicht zusammennimmst, dann wird nichts aus dem Kind. Die ersten zehn Jahre nach der Atombombe waren schwer. Für den Toten war es die Hölle gewesen, aber auch für mich, die Zurückgelassene, war es eine Hölle.

1965 haben wir bei der Flußlaufbereinigung unser Haus und fast alle unsere Felder verloren. Nur 1 Tan Gemüsefelder hab ich behalten können. Die Reisfelder sind für die neue Wohnsiedlung der Gemeinde Kôyô enteignet worden. Dafür hab ich eine Entschädigung bekommen, und mit dem Geld hab ich ein neues Haus gebaut und auch 1 Tan Gemüsefelder dazugekauft: 1 Kilometer vom Haus entfernt! Eine schwache Frau bekommt halt nichts Besseres. Masae hat Kimono-Schneiderin gelernt und ein Zeugnis bekommen.

So eine Entschädigung ist schnell aufgebraucht. Es tat mir weh, nicht mehr auf dem Feld arbeiten zu können. Deshalb habe ich nach eigenem Gutdünken Gemüsefelder gekauft. Eine alte Witwe erntet kein gutes Gemüse, aber es macht mir Spaß, im Alter auf dem Feld nach meiner Lust und Laune zu arbeiten. Mit dem Geld, das ich dabei verdiene, bezahl ich die Steuern, oder ich gebe es meiner Tochter oder den Enkeln. Ich lebe zusammen mit Masae und ihrem Mann und bin glücklich. Mein Mann sieht mir sicher aus dem Grab zu und freut sich.

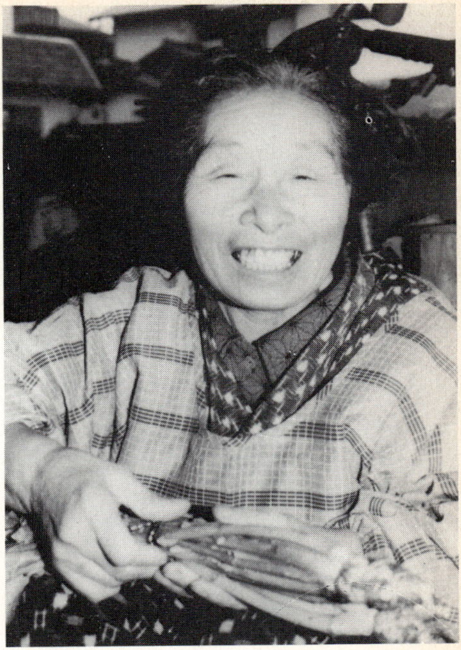

Sumii Haruko

Von der Geschäftsfrau zur Bäuerin

Der Tod meines ersten Mannes

Ich wurde oben in den Bergen geboren. Heute heißt das Dorf Gemeinde Toyohira, Kreis Yamagata, damals hieß es Tsutani. Ich wurde am 27. März 1912 geboren, bin also jetzt neunundsechzig Jahre alt. Ich bin wohl tatsächlich am 27. März geboren, das heißt, meine Eltern haben brav das richtige Datum gemeldet. Vier Tage später wäre April gewesen, und meine Einschulung hätte sich um ein Jahr verschoben. So bin ich mit knapp sechs Jahren in die Schule gekommen. Ich war noch sehr klein und habe in der Schule immer in der ersten Reihe sitzen müssen.

Mein Vater hieß Kannauchi Takajirô. Er gehörte zum ersten Jahrgang, der das Lehrerseminar Hiroshima absolvierte. Damals konnte man direkt nach Schulabschluß Rektor werden, und so ist er Grundschulrektor in einer Schule im Kreis Yamagata geworden. Die Familie meines Vaters scheint mit Bergbau zu tun gehabt zu haben. Mein Vater hat mir erzählt, daß es eine alte Familie ist. Der jüngere Bruder meines Vaters, Haruma, hatte die Höhere Handelsschule in Tôkyô abgeschlossen und war Kapitän auf großer Fahrt. Was die Landwirtschaft betrifft, war mein Vater Grundbesitzer, der teils verpachtete, teils selbst bebaute – so kann man's wohl ausdrücken. Wir hatten eine ganze Reihe Pächter. Da mein Vater als Rektor in der Schule Dienst tat, arbeiteten meine Mutter und der Großvater auf den Feldern. Mein Vater war fast nie zu Hause.

Im Haus lebten noch acht Geschwister meines Vaters: eine große Familie. Da mein Vater nicht zu Hause war, hatte es meine Mutter sehr schwer, denn sie mußte den Haushalt ganz allein führen und die Feldarbeit machen. Sie ist mit zweiundzwanzig Jahren an einer Krankheit gestorben. Ich war die älteste Tochter und hatte noch eine Schwester, Yachie. Sie lebt noch und ist gesund.

1918 bin ich in die Kobayashi-Grundschule in Tsutani eingeschult worden. Nach Abschluß dieser Schule bin ich auf die Höhere Grundschule in Kotodani gegangen. Die Schule war anderthalb Meilen von unserem Haus entfernt. An Schneetagen bin ich mit Strohstiefeln, die mir mein Großvater gemacht hat, zur Schule gegangen. Wegen der Kälte ist mir an den Beinen überall die Haut aufgerissen.

Meine Mutter starb 1915. Mein Vater hat im nächsten

Jahr eine Lehrerin aus der Präfektur Shimane geheiratet. Als ich mich für die Aufstiegsprüfung zum Ôshimo Gakuen (private Mädchenschule, Gemeinde Gion) meldete, sagte sie: »Mit diesen Leistungen kommst du kaum durch die Prüfung.« Ich habe mir aber gesagt: »Das schaffst du!« Von unserer Schule haben sich zwei zur Prüfung gemeldet und wir sind beide durchgekommen. Ich habe dann in dem Internat der Schule gewohnt. Mein Vater war ja Schulrektor, da hat er mich lernen lassen. Damals hätte ein Bauer nicht das Geld gehabt, sein Kind auf eine höhere Schule zu schicken.

Diese Schule habe ich 1928 mit siebzehn Jahren abgeschlossen. Dann habe ich bei Verwandten in Hiroshima gewohnt, um Nähen und Umgangsformen zu lernen. Nach einem Jahr in Hiroshima bin ich zu einem Onkel in Tôkyô gezogen, der keine Kinder hatte und wollte, daß ich eine Zeitlang dort bleibe. Während dieser Zeit wurden für mich Heiratspläne geschmiedet, und so bin ich wieder heimgekommen.

Mein Mann hieß Sumii Nagakazu. Er war ein intelligenter Mensch. Als wir heirateten, war ich zwanzig, mein Mann war zwölf Jahre älter, das heißt nach der alten Zählung wohl zweiunddreißig. Er hat also ziemlich spät geheiratet. Das kam so: Mit seiner Intelligenz hat er die Sôtoku-Mittelschule als Bester seines Jahrgangs abgeschlossen und sogar an der Meiji-Universität in Tôkyô Jura studiert. Der Vater meines Mannes hieß Sumii Jôsaburô und war Bürgermeister des Dorfes Kawauchi. Als mein Mann gerade im dritten Studienjahr war, ist sein Vater plötzlich gestorben. Da mußte er das Studium abbrechen. Außerdem war er schwächlich, er scheint einmal Beriberi gehabt zu haben und auch andere Krankheiten. Deshalb hat seine Mutter – sie dachte dabei wohl an Nagakazus Zukunft –, als in Koi-Motomachi ein Kimonohändler namens Kawase das Geschäft aufgab, dieses gekauft und weitergeführt.

Hier muß ich eine etwas komplizierte Geschichte einfügen: Der ältere Bruder meines Mannes, er hieß Shigeki, hat Kinuko, eine Tante von mir aus Toyohira, geheiratet – eine Verwandtenehe. Nagakazu war der zweite Sohn. Er mußte also raus aus dem Elternhaus. Weil er aber körperlich so schwach war, sollte er das Kimono-Geschäft übernehmen. Da keine Braut zur Hand war, dachte meine Tante, da wäre doch ihre Nichte – also ich – passend, und ich bin sofort aus Tôkyô gekommen und habe ihn geheiratet. Ich war zwanzig. Damals sprach man von einer »alten Jungfer«, wenn ein Mädchen mit zwanzig noch nicht verheiratet war. Deshalb hab ich sofort zugesagt. So hat meine Tante meinen Schwager geheiratet, ihre Nichte, das heißt ich, den jüngeren Bruder. So etwas kommt nicht alle Tage vor.

Nach der Hochzeit sind wir sofort in das Kimono-Geschäft in Koi gezogen. Wir wohnten dort zusammen mit der Mutter meines Mannes. Anfangs ist es mir schwer gefallen, die Kunden wie eine richtige Geschäftsfrau zu begrüßen. Ich wußte überhaupt nichts über Kimonos und habe es mir brav von meiner Schwiegermutter erklären lassen.

Am 31. August 1932, an einem heißen Tag, habe ich in diesem Haus hier meine älteste Tochter Miwako zur Welt gebracht. In dem Laden drüben war zu wenig Platz und so. Und auch meine Tante hat im November des Jahres einen Jungen bekommen. Aber im Mai darauf erlitt diese Tante – sie war da wohl dreiunddreißig, also noch recht jung – einen Schlaganfall und war seitdem halbseitig gelähmt.

Hier in dieser Familie hat der Großvater Jôsaburô neben seiner Bürgermeisterarbeit Indigohandel betrieben. Die Familie handelte schon seit mehreren Generationen mit Indigo. Mein Schwiegervater war auch Vertragshändler für deutsche Farbstoffe und verkaufte bis nach Izumo (Präfektur Shimane) hin. Die Landwirtschaft haben die

Großmutter und meine Tante ganz allein betrieben. Wohl wegen der vielen Sorge und Arbeit hat meine Tante zu hohen Blutdruck bekommen, und ist noch in jungen Jahren bettlägrig geworden.

Von da an wurde es sehr schwer für mich. Ich mußte die Kinder der Tante und meine eigene Tochter großziehen. Und dazu verschlimmerte sich die Krankheit meines Mannes, so daß ich den Kimono-Laden nicht mehr richtig versorgen konnte. Weder die Arbeit auf dem Hof noch die Arbeit im Laden konnte ich anständig machen.

Meine Tante starb am 8. Dezember 1937 nach fünf Jahren Krankheit. Als ich gerade über die Vorbereitungen für die Seelenmesse am 49. Tag nach dem Tod* nachdachte, da starb mein Mann; das war am 16. Januar 1938. So habe ich nacheinander zwei Begräbnisfeiern ausgerichtet. Ein trauriges Ereignis nach dem anderen war das. Ich war damals erst 28 Jahre alt. Der Mensch muß traurige Ereignisse ertragen können, sonst kann er nicht leben. Aber Ertragen, das ist sehr schwer.

Medizin aus fremden Knochen

Als meine Tante starb, wurde mein Schwager Witwer. Ich selbst wurde kurz darauf Witwe. Mein Schwager hatte zwei Töchter und zwei Söhne. Meine Miwako war noch klein; sie war sieben Jahre alt.

Eines Abends sagte meine Schwiegermutter zu mir: »Entschuldige, daß ich dir so etwas sage, aber könntest du nicht den Kindern Shigekis eine Mutter sein?« Ich

* In den neunundvierzig Tagen nach dem Tod eines Menschen entscheidet sich nach traditioneller japanischer (buddhistischer) Auffassung die Wiedergeburt in der nächsten Existenzform. Während dieser Zeit wird der Tote durch Gebete unterstützt, zum Abschluß wird eine Art Seelenmesse abgehalten.

selbst würde Miwako mit in die Ehe bringen ... So habe ich im Mai 1939 Shigeki geheiratet.

Wir haben die Felder beim Hof Sumioka Hatsukichi überlassen und sind in den Kimono-Laden in Koi gezogen, um uns ganz dem Geschäft zu widmen. Mein zweiter Mann war zwar sehr schmal, aber gesund und arbeitete tüchtig. Er war ein ernsthafter, ruhiger Mensch. Im Geschäft war er geschickt, er kaufte in Kyôto ein und so. Ja, der Laden ging gut. Ich war glücklich. 1942 wurde mein erster Sohn Takanori geboren, 1944 mein zweiter Sohn Yasuyuki. Von meiner Tante waren vier Kinder da, so daß ich zeitweilig für sieben Kinder zu sorgen hatte. Weil ich mich damals um sie gekümmert habe, sind sie jetzt alle gut zu mir.

Im Januar 1945 haben wir das Geschäft aufgegeben. Dieses Haus stand damals leer; da bestand die Gefahr, daß es von der Armee konfisziert würde ... Damals hat die Armee, wenn ein Haus leerstand, sofort die Hand drauf gelegt. Damit uns das Haus nicht weggenommen wurde, haben wir den Laden abgegeben und sind hierher zurückgekommen.

Wenn man nicht mindestens 3 Tan selbst bebaute, wurde einem der Boden weggenommen. Deshalb haben wir uns 3 Tan von Sumioka Hatsukichi zurückgeben lassen und haben mit der Landwirtschaft begonnen. Wasserfelder hatten wir etwas mehr als 1 Tan; da haben wir Reis gepflanzt. Auf den Trockenfeldern haben wir Hirse und Kartoffeln und so was angebaut. Es war nicht leicht, vom Kimono-Handel zur Landwirtschaft überzuwechseln. Anfangs war ich einfach verzweifelt. Körperlich fiel's mir auch schwer. Mein Mann mochte Tomaten gern und wir haben vorm Haus viel Tomaten gepflanzt. Die Arbeit war hart, aber wir waren glücklich.

Als mein Mann am 6. August morgens mit dem Imbißkasten unterm Arm aus dem Haus ging, war er guter Dinge: »Heute ist der letzte Tag, heute komme ich früh heim ...« Ich war mit den Kindern beschäftigt und habe ihn ohne besondere Gedanken verabschiedet. Als ich dann später vor das Haus trat, um Reis zum Schälen zur Genossenschaft zu bringen, gab es einen dumpfen Knall ... Die hinteren Glastüren wurden beide aus den Schienen gerissen, sind aber nicht umgefallen. Es sah so aus, als hätte man sie ausgehängt und dann angelehnt hingestellt. Das hatte der Windstoß nach der Explosion gemacht. Es war seltsam, daß die Türen nicht umgefallen sind. Die Decke des großen Zimmers ist nach oben gedrückt worden und Staub und Schmutz vom Dachboden wurden über das ganze Zimmer verteilt. Die Zimmerdekke haben wir erst vor sieben oder acht Jahren repariert ... Ja, damals habe ich einen ordentlichen Schrecken gekriegt.

Da ich mich um die Kinder kümmern mußte, bin ich zu Hause geblieben. Aber dann kam jemand, der sagte, Shizuo, der zweite Sohn meiner Tante, sei heimgekommen und befinde sich im Shintô-Schrein in Gion. Ich solle ihn abholen. Ich hab einen Karren genommen und bin, mit dem kleinsten Kind auf dem Rücken, sofort hingegangen. Aber er war nicht dort. Ich wußte auch nicht, wo mein Mann war. Es gab mehrmals Fliegeralarm und wieder Entwarnung. Ich habe die Lampe abgedunkelt und mich um die beiden gesorgt, da kam plötzlich Shizuo nach Hause.

»Gut daß du da bist!« hab ich gerufen und wollte auf ihn zufliegen, da sah ich, daß sein Körper zur Hälfte schwarzgebrannt war. Auch Arme und Beine waren schwarz. Shizuo war damals dreizehn. Er besuchte die 1. Klasse der Präfektur-Handelsschule und war beim Häuserabreißen unterhalb des Hügels von Hijiyama eingesetzt. Die Kinder haben dafür auf die Sommerferien verzichtet. Feldmütze und kurze Hose: so war er losgezogen. Alle Körperteile, die nicht bedeckt gewesen waren, hatten Verbrennungen. Er sah schrecklich aus. Nach der Explosion ist er vor den Flammen geflohen, kreuz und quer, er wußte nicht wohin. Beim Präfekturkrankenhaus in Ujina hat er einen Reiskloß bekommen. Den kriegte er aber nicht runter, weil ihn ein solcher Brechreiz überkam, hat er erzählt. Er scheint zunächst in Gegenrichtung, also nach Süden, gelaufen zu sein. Dann ist er wieder umgekehrt Richtung Bahnhof Hiroshima gegangen und vom Bahnhof aus immer die Schienen längs nach Hause. Abends um 9 Uhr ist er angekommen.

Am Morgen des Siebten war er so schlapp und konnte sich kaum bewegen. »Es tut so weh!« hat er gesagt. In der Grundschule Kawauchi gab es eine Erste-Hilfe-Stelle, und ich hab ihn auf den Karren geladen und bin mit ihm hingegangen, damit er dort untersucht würde. Als ich ihn auf den Flur hingelegt habe und wartete, sagte jemand neben mir: »Sein Herz klopft heftig; er liegt wohl im Sterben.« Nachdem wir lange gewartet hatten, haben sie ihm dort nur etwas Puder auf die Wunden getan. Das war alles. Es gab keine Therapie. Ich machte mir zwar Sorgen um meinen Mann, aber ich war dabei völlig mit der Pflege Shizuos beschäftigt.

»Knochenmehl aus Menschenknochen wirkt gut«, hatte ich gehört. Da bin ich auf die Idee gekommen: Am Flußufer werden Tag und Nacht Menschen eingeäschert; wenn ich etwas von diesen Knochen bekommen könnte ... Aber ich konnte nicht selbst hingehen und Knochen holen. Ich habe Kinder aus der Nachbarschaft hingeschickt, und die haben mir die Knochen geholt. Egal was, ich muß was tun, habe ich damals gedacht ...

Die Knochen hab ich im Mörser zu Mehl zerstoßen. Ich hab von den Brandwunden die Krusten abgemacht und das Knochenmehl draufgestreut. Wenn man die Krusten so ließ, kamen sofort Maden in die Wunde. Deshalb hab ich bei ihm aufgepaßt und die Krusten abgemacht und das Knochenmehl draufgestreut. Miwako, sie war dreizehn, hat sich währenddessen um den einjährigen Yasuyuki gekümmert. Ich mußte bei Shizuo bleiben, der ständig jammerte: »Es tut so weh!« Ich war die ganze Zeit damit beschäftigt, ihm den Schweiß abzuwischen und Knochenmehl auf die Wunden zu tun.

Shizuo ist doch durchgekommen. Vier Monate lang hat er in einem fort gejammert: »Die Wunden tun so weh!« Aber er hat auch gesagt: »Ich will nicht sterben«, und er hat überlebt. Nach einem halben Jahr konnte er noch nicht richtig stehen. Ende Februar sagte er: »Ich stehe auf«, und hat geübt zu gehen. Er hat sich an den Schiebetüren festgehalten und ist im Zimmer hin- und hergegangen. Er hatte einen starken Willen.

Ein Jahr etwa hat er ausgesetzt in der Schule. Am rechten Handgelenk hat sich ein Keloid gebildet und er konnte die Hand nicht mehr bewegen – wo er doch auf die Handelsschule ging: so konnte er nicht mehr mit dem Abakus rechnen. Zwei Jahre nach der Atombombe hat er bei Dr. Imai in Midorii Fleisch vom Schenkel in das Handgelenk verpflanzt bekommen. Der Hinterkopf, der von der Feldmütze nicht bedeckt gewesen war, ist lange kahl geblieben. Er tat mir leid. Er selbst sorgte sich, scheint es, nicht so sehr darum ... Heute sieht man nichts mehr. Das Haar ist schön nachgewachsen. Er ist gesund geworden und hat 1960 Sachiko geheiratet. Er arbeitet in einer Molkerei in der Nähe. Auch wenn er nicht mein leibliches Kind ist, sorgt er doch gut für mich. Er ist mein Kind.

Mein Mann erscheint mir im Traum

Was meinen Mann betrifft, ja, das ist unverzeihlich, wie ich mich da verhalten habe. Ich war so beschäftigt mit der Pflege Shizuos ... Erst nach zehn Tagen bin ich meinen Mann suchen gegangen. Aber ich wußte ja gar nicht, wo suchen. Ich konnte ja nicht das Baby, das noch an der Brust trank, mitnehmen und Shizuo einfach zu Hause lassen, um meinen Mann zu suchen. So habe ich ihn nur einen Tag lang gesucht. Ich habe mir selbst Vorwürfe gemacht, aber ich hatte ja gehört, daß die ganze Freiwilligen-Einheit umgekommen sei, und die Wenigen, die heimkamen, starben einer nach dem anderen. In Gedanken hatte ich meinen Mann bereits aufgegeben.

Einen Tag lang habe ich ihn gesucht, aber das half nichts. Er kommt nicht zurück, habe ich gedacht und mich schlafen gelegt. In der Nacht sah ich im Traum, wie mein Mann plötzlich im Hauseingang stand. Er war ganz deutlich zu sehen. Er sagte kein Wort. Als ich ihn ansprach: »Bist du heimgekommen?«, in dem Moment bin ich aufgewacht . . . Vielleicht ist er mir deshalb im Traum erschienen, weil ich ihn nicht gesucht hab. Er tat mir so leid! Wo und unter welchen Umständen ist er wohl umgekommen? Die Brust preßte sich mir zusammen bei dem Gedanken, und ich habe leise vor mich hin geweint. Wie einsam muß er sich gefühlt haben im Sterben! Und wie sehr wird er sich nach zu Hause gesehnt haben und nach den Kindern! Ich habe ihn nicht genug gesucht, das ist unverzeihlich. Das sag ich mir auch heute noch.

Im ersten und zweiten Jahr danach hab ich noch vier- oder fünfmal den gleichen Traum gehabt. Jedesmal hat er nichts gesagt. Ich habe ihn immer nur ganz deutlich im Hauseingang stehen sehen.

Ins Grab hab ich sein Gebiß getan. Das war das einzige, was übrig war . . . Daß er mir so oft im Traum erschienen ist, heißt wohl, daß seine Seele in dies Haus heimgekehrt ist.

Der Älteste, Masaki, der Sohn der Tante, damals 20 Jahre alt, besuchte die Funkerschule in Tôkyô-Nakano. So hat er die Atombombe nicht miterlebt. Nachdem die Schule am 15. August (Tag der Kapitulation) geschlossen wurde, ist er heimgekommen. Shizuo, sein kleiner Bruder, war von Brandwunden bedeckt und sein Vater war vermißt: Als er heimkam und das erfuhr, sind ihm die Männertränen über das Gesicht gelaufen. Er ist 1948 nach Hiroshima gegangen und hat ein Geschäft eröffnet, das er immer noch betreibt. Er ist Großhändler für Baumwollstoff. Yasuyuki, unser vierter Sohn, arbeitet in Masakis Geschäft.

In einem Jahr wird man kein Bauer. Ich mußte mit der ungewohnten Feldarbeit die Kinder ernähren. Tagtäglich hatte ich Essenssorgen. Von den 4 Tan waren 1 Tan und 2 Se Reisfelder, der Rest Gemüsefelder. Es ist mir sehr schwergefallen, bis ich mich an die Feldarbeit gewöhnt hatte.

Schon seit der Zeit im Laden in Koi litt ich an akutem Darmkatarrh und hatte auch im Sommer oft Durchfall. Senna- und Storchschnabelextrakt sollen dagegen gut sein, aber es hat nichts gewirkt. Auch im Sommer habe ich bei der Feldarbeit einen kleinen Taschenwärmer auf dem Bauch getragen. Wegen des Durchfalls und der schweren Arbeit bin ich ziemlich abgemagert. Da ich trotzdem auf dem Felde gearbeitet habe, war natürlich keine Besserung zu erwarten. Die ersten fünfzehn Jahre nach der Atombombe hab ich alleine als Frau die ganze Arbeit gemacht. Gespartes hatten wir überhaupt nicht ... Bis Shizuo heiratete, im Jahr 1960, bis dahin war's sehr schwer für mich.

Feldarbeit ist Schwerstarbeit. Die Leute reden von »der Erde nahe sein« und so was, aber so gemütlich ist das nicht, wie die sich das vorstellen. Bis man sich eingewöhnt hat, gibt's nichts, was mühsamer und schwerer ist, als die Arbeit auf dem Feld. Es ist ein mühsamer Weg, bis man dies »der Erde nahe sein« begreift. Heute endlich empfinde ich Glück und Freude, wenn ich das Gemüse wachsen sehe. Das heißt, jetzt, wo ich dem Tode nahe bin, begreife ich die schönen Seiten der Feldarbeit. Seltsam, nicht wahr? Ich habe ein Erbe von den Vorfahren bekommen und habe lange leben dürfen. Dank der Felder, die ich geerbt habe, konnte ich die Kinder großziehen und sie auch was lernen lassen. Der dritte und der vierte Sohn haben beide die Universität abgeschlossen.

Man sagt, das Menschenleben verläuft nach einem vom früheren Leben vorherbestimmten Plan. Ich habe nicht mehr lange zu leben, aber ich will versuchen, nicht krank zu werden und möglichst lange durchzuhalten. Aber man weiß nie, wann einen das Unglück trifft. Als ich am 28. November 1973 vom Bahnhof Aki-Yaguchi aus eilig über die große Brücke nach Hause lief, wurde ich von einem Auto mit einem jungen Mann am Steuer angefahren. Glücklicherweise bin ich dabei von der Motorhaube abgeprallt und auf den Flußdeich geschleudert worden. Ich hatte Stoßwunden an Kopf und Hüfte und mußte zwei Monate das Bett hüten. Die Hüftverletzung war besonders schlimm und die Hüfte ist schließlich krumm geworden. Im Leben ist nichts vorhersehbar. Ich werde wohl nicht meine vollen Lebensjahre leben, aber ich will die mir verbleibenden Tage mit Dankbarkeit im Herzen zubringen.

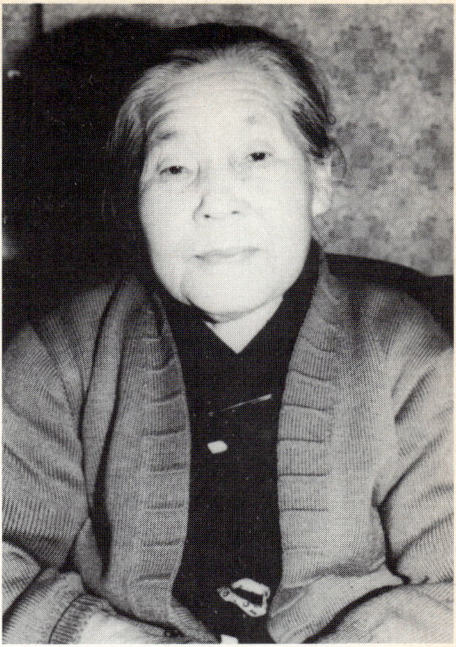

Matsuda Ochika

Der Krieg hat alles durcheinandergebracht

Mann und Tochter bei der Freiwilligen-Einheit

In diesem Jahr komm ich in das Alter, wo man von der Gemeinde einen Glückwunsch bekommt. Ich wurde am 28. Mai 1901 geboren und bin genau achtzig Jahre alt. Ich möchte gern noch bis zum »Tag der Alten«, dem 15. September, leben und den Glückwunsch in Empfang nehmen.

Meine Heimat ist der Weiler Jôrakuji, Gemeinde Yagi, (heute Gemeinde Satô). Meine Familie trieb Landwirtschaft und machte daneben Holzsandalen aus Kiri-Holz. Nach Abschluß der Grundschule in Yagi hab ich genäht und Kinder gehütet. Im Oktober 1921 hab ich geheiratet. Mein Mann hieß Matsuda Tomezô. Er war ein großer, schlanker Mensch. Er hatte neun Geschwister, er selbst war der vierte Sohn. Da die Eltern schon viele Kinder hatten, sollen sie bei seiner Geburt gemeint haben, daß es jetzt langsam genug sei mit Kinderkriegen, und ihn deshalb Tomezô* genannt haben. Mein Mann war ein freundlicher Mensch. Er hat mich kaum geschimpft. Es war ein großer Hof mit 1 Tan Reisfeldern und 12 Tan Gemüsefeldern.

Hanf haben wir auch angebaut und auch Seidenraupen gezüchtet. Das ganze Haus war voll mit Seidenraupen. Als einmal eines der Kinder verschwunden war, und ich es verzweifelt gesucht habe, da war's unter eines der Raupenregale gekrochen und schlief. Mir ist ein Stein vom Herzen gefallen, als ich's fand.

Manchmal hat meine Schwiegermutter Klöße aus gekochter und gestampfter Hirse gemacht. Damals war das Essen eben sehr einfach. Tomezô war ein tüchtiger Arbeiter. Ich bin, wie Sie sehen, ein etwas langsamer Typ, und er hat oft gesagt: »Beeil dich ein bißchen und geh aufs Feld.«

Am 6. August, früh morgens, hat er die Strohsandalen für den Tag geflochten, während ich den Reis kochte. Er hat auch die Strohsandalen für unsere Tochter Toshie gemacht, die ebenfalls zur Freiwilligen-Einheit ging. Toshie war Lehrerin an einer Grundschule in Iwakuni (Präfektur Yamaguchi) und hatte die Stelle wegen der Luftangriffe und anderer Gründe aufgegeben. Sie ist zusammen mit meinem Mann zur Freiwilligen-Einheit gegangen.

* Dieser Name ist abgeleitet von dem Verb tomeru = aufhalten, stoppen.

Wir hatten acht Kinder. Unser ältester Sohn, Hitoshi, war nach der alten Zählung neunzehn, der zweite Sohn, Isamu, war in der 5. Klasse der Grundschule, der dritte, Tadashi, war in der 3. Klasse, der vierte, Susumu, war gerade achtzig Tage alt. Unsere älteste Tochter, Masae, war Lehrerin an der Gion-Grundschule hier in der Nähe, die zweite Tochter war Toshie, von der ich eben sprach, die dritte hieß Yayoi, die vierte Hisako. Ja, ich habe viele Kinder großgezogen. Oder vielleicht sollte man nicht großziehen sagen: Sie sind eher von selbst groß geworden.

An dem Morgen wollte ich gerade den gedroschenen Weizen durchsieben und bin zu unsern Nachbarn, den Tatsumotos gegangen, um ein Sieb auszuleihen. In dem Moment, als ich zurückkam, blitzte es. Unser Haus war damals noch nicht fertig. Wir waren von dem Hochwasser vom September 1943 betroffen gewesen, und das Haus war weggeschwemmt worden. In Shimo-Nukui war der Flußdeich gebrochen und zwölf Häuser waren mitgerissen worden. Deshalb wohnten wir damals im Schuppen. Das neue Haus hatte noch keine Außenwände. Es hat deshalb keinen Schaden genommen bei der Atombombe.

Nach dem Blitz habe ich nach Hiroshima geblickt. Da stieg ein großer Rauchklumpen auf. Ich hab in dem Moment nicht daran gedacht, daß es meinen Mann und die anderen erwischt haben könnte. Ich habe nur hingeschaut und gedacht: Was mag da passiert sein? Dann haben wir uns bei Momoki Tamano versammelt, und weil es hieß, die Leute von der Freiwilligen-Einheit kämen am Abend heim, haben wir für sie Reisklöße gemacht. Aber weder mein Mann noch sonst wer ist heimgekommen. Sie konnten ja nicht heimkommen, weil sie die Atombombe mitbekommen hatten.

Ist das die Asche meiner Tochter?

Gegen Abend des Sechsten und in der darauffolgenden Nacht erfuhren wir nach und nach, daß ganz Hiroshima zerstört war und daß die ganze Freiwilligen-Einheit umgekommen war. Am Morgen des Siebten hieß es, die Überlebenden seien nach Gion, in die Fabrik der Firma Yutani und in den Tempel Shôsôji, gebracht worden. Ich bin sofort auf die Suche gegangen.

In der Fabrik lagen viele Verletzte. Sie hatten so schlimme Verbrennungen, daß man nicht erkennen konnte, wer der einzelne war. Sie waren am ganzen Leib schwarzgebrannt, die Gesichter waren angeschwollen, es war unbeschreiblich. »Wasser, Wasser!« haben sie gejammert. Ich bin zwischen den Verletzten hin und hergegangen und hab nur gedacht: Hoffentlich ist er nicht unter diesen Verletzten.

Hier ist er nicht, ich will zum Shôsôji gehen und dort nachsehen, hab ich gedacht. Als ich gerade aus der Fabrik nach draußen gehen wollte, kam mir Yayoi entgegen und sagte ganz außer Atem: »Mutter, komm schnell nach Haus, Vater ist heimgekommen!« – »Ist er verletzt?« – »Ich glaube, er atmet nicht mehr.« Ich bin buchstäblich nach Hause geflogen. Das war am 7. August, nachmittags um 2 Uhr, glaub ich.

Meinen Mann haben sie tot im Fluß, im Motoyasugawa, gefunden. Herr Masuda aus Nakachôshi hat ihn erkannt und mit dem Boot hergebracht. Er atmete natürlich nicht mehr, wie Yayoi gesagt hatte.

Hitoshi, der zur Bürgerwehr in Misasa eingezogen war, hatte sich Urlaub genommen bis 4 Uhr, weil er sich um uns so Sorgen gemacht hat, und war zu Hause. Er hatte meinen Mann mit dem Karren von der Anlegestelle in Takase abgeholt.

Mein Mann lag im Dielenraum des Schuppens. Er hatte keine Schuhe an, war überhaupt nackt und hatte am ganzen Körper schlimme Verbrennungen. Die Haut hing in Fetzen herab, und unter seinen Fußsohlen hatte sich die abgelöste Haut zusammengeklumpt. Das schwarzgebrannte Gesicht war aufgequollen, daß man ihn gar nicht ansehen konnte, so schrecklich sah er aus. Heute wollte er früh heimkehren, hatte er gesagt, und jetzt kam er so heim ... Wenn man ihn bewegte, dann gab es ein glucksendes Geräusch im Bauch und schwärzliches Blut quoll aus seinem Mund ... Das war ein unsäglich schrecklicher Tod.

In dem wegen des Fliegeralarms verdunkelten Schuppen haben wir die Leichenwache gehalten. Einen Sarg gab es nicht. Wir haben ihm einen hübschen Kimono angezogen und haben ihn am 8. August um 11 Uhr am Flußufer, in einer Reihe mit den Leichen von Ishikawa Ayako, Tatsumoto Ken'ichi und Tanaka Tadakazu hier aus der Nachbarschaft eingeäschert.

Ich machte mir auch Sorgen um Toshie. Am Siebten meldete mir Itao Tôsaku aus der Nachbarschaft: »Sie ist mit dem Boot nach Ôshiba gebracht worden.« Während der Fahrt soll sie immer wieder nach mir gerufen haben. Herr Itao sagte mir: »Das Bootfahren schien ihr Schmerzen zu bereiten. Da haben wir sie in Ôshiba ausgeladen.« Ich bin sofort nach Ôshiba gerannt, habe sie dort aber nicht gefunden. Da bin ich zur Fabrik von Yutani rübergegangen. – Vielleicht können Sie nicht richtig folgen, weil ich die Geschichte von meinem Mann und die von Toshie durcheinander erzähle ... In der Fabrik war weder mein Mann noch Toshie. Wo war bloß meine Tochter, die doch im Boot noch gelebt hatte? Ich wußte nicht, was tun.

Am Achten, kurz nach Mittag, bekam ich die Nachricht: »Deine Tochter haben wir gerade eingeäschert. Komm morgen früh und hol die Asche ab.« Ich habe Masae hingeschickt, weil ich mit der Einäscherung meines Mannes beschäftigt war. Wessen Asche es wirklich war, die Masae mitbrachte, wissen wir nicht. Auch heute glaube ich nicht, daß das Toshies Asche war, aber mir blieb nichts anderes übrig, als sie zusammen mit der Asche meines Mannes ins Grab zu tun.

Ich hatte ein Baby, das noch an der Brust trank, und dazu Kinder, die gerade in einem Alter waren, wo sie viel essen. Das war sehr schwer für mich. Die ersten zehn Jahre waren so mühevoll, daß ich dachte, ich würde besser meinem Mann und meiner Tochter nachfolgen und auch sterben. Das kann man gar nicht erzählen. Hitoshi hat sich ganz der Landwirtschaft gewidmet. 1956 hat er mit der Fabrikation von eingelegtem Hiroshima-Kohl begonnen. Die kleine Fabrik hat sich gut entwickelt und heute läuft das Geschäft. Der Krieg hat alles durcheinandergebracht, aber heute lebe ich in Ruhe und Frieden.

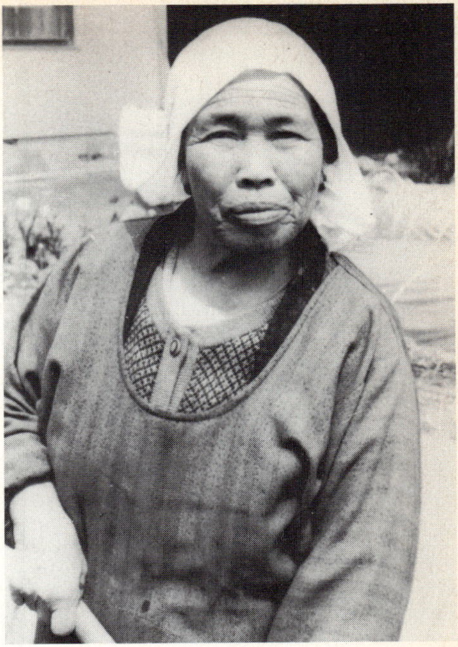

KIRIDO
YAE

Leben als Atombombenwitwe

Die Wasserfläche des Reisfeldes blitzte auf

Ich wurde am 18. Februar 1910 geboren. In diesem Jahr werde ich einundsiebzig. Mein Geburtsort war Onji in Naka-Fukawa, Gemeinde Kôyô. Meine Eltern waren Bauern. Wir hatten ausschließlich Reisfelder. Ich hatte noch zwei ältere Brüder und eine jüngere Schwester, ich selbst war die älteste Tochter. Nach der Grundschule habe ich Kimono-Nähen gelernt.

Am 27. Mai 1931 habe ich hierher geheiratet. Mein Mann hieß Masato und war damals, glaube ich, neunundzwanzig. Beim Atombombenabwurf war er vierundvierzig. Wir hatten 3 Tan Reisfelder und 2 Tan Gemüsefelder, das heißt, wir waren sogenannte Fünf-Tan-Bauern. Außerdem haben wir Seidenraupen gezüchtet oder auch Hanf angebaut. Den Hanf haben wir gemeinsam in einem großen Dampfkessel hinter dem Hachiman-Schrein weichgekocht. Gerste und Hirse haben wir auch viel angebaut. Es gab hier sogar Familien, in denen man alltäglich Hirsebrei gegessen hat. Wir hatten selbst etwas Reis und brauchten deshalb keinen Hirsebrei essen.

Mein Mann trank nicht und rauchte nicht. Dafür mochte er Süßes gern und schleckte oft aus dem Zuckerkrug. Mein Enkel Kiyoshi, der jetzt zweiundzwanzig wird, raucht ebenfalls nicht und trinkt nicht. Das hat er sicher von seinem Großvater.

Mein Mann war nicht der Typ, der jammert oder meckert. Er hat mich kein einziges Mal geschimpft. Ich komme aus den Bergen bei Fukawa und habe seit meiner Kindheit hart gearbeitet. So fiel mir die Arbeit nicht schwer. Im Sommer bin ich Meisterin im Frühaufstehen. Im Juli und August soll man möglichst in der Kühle des Morgens auf dem Feld arbeiten. Bis zum Frühstück habe ich immer schon ein ordentliches Stück Arbeit erledigt.

Auch am 6. August bin ich früh um 4 Uhr aufgestanden. Da mein Mann mit der Freiwilligen-Einheit fortgehen mußte, hab ich ihm das Frühstück gemacht und einen Imbißkasten vorbereitet. Dann bin ich sofort auf das Gemüsefeld gegangen. Ich habe ihn nicht verabschiedet mit »Aufwiedersehen, alles Gute!« wie das vielleicht die Frau eines Büroangestellten tut. Als ich auf dem Reisfeld beim Hachiman-Schrein Unkraut jätete, zogen die Leute der Freiwilligen-Einheit sich laut unterhaltend vorbei. Darunter wird auch mein Mann gewesen sein. Ich war völlig mit dem Jäten beschäftigt, dachte nur: jetzt gehen sie nach Hiroshima.

Nun zur Atombombe: In jenem Moment blitzte die Wasserfläche des Reisfeldes auf, und mir war, als ob mein Rücken Feuer gefangen hätte. Es wurde mir so heiß und ich hab unwillkürlich auf meinen Rücken gefaßt. Ich erinnere mich noch ganz genau, wie heiß mein Rücken war. Ich hab einen Schrecken bekommen und mich aufgerichtet. Als ich zum Himmel aufschaute, da war der Himmel ganz dunkel. Unser Nachbar, Masuda Mitsujirô, kam auch zum Schrein rüber und schaute mit mir zum Himmel und in Richtung Hiroshima: »Was ist da bloß passiert?« Da wir nicht begriffen, was los war, haben wir nur staunend den Himmel angeschaut.

Es war am Sechsten, nachmittags um 5 Uhr, da bekamen wir die Nachricht: »Die Verletzten der Freiwilligen-Einheit sind zur Kanda-Brücke in Furuichi gebracht worden. Holt sie dort ab.« Wer mich benachrichtigt hat, weiß ich nicht mehr.

Ich hab eine Binsenmatte auf einen Karren gelegt und darauf ein Kopfkissen gepackt und bin gegangen, ihn abzuholen. Unser Nachbar Fujimoto Keiroku ist mit mir zusammen losgegangen, weil seine Frau Haruko auch bei der Freiwilligen-Einheit war. Unterwegs haben wir viele Verletzte gesehen. Manchmal kamen ganze Reihen von Verletzten, denen die verbrannte Haut von den Armen herunterhing, aus Richtung Hiroshima.

Aber mein Mann war nicht in Furuichi. Unverrichteter Dinge habe ich den Karren wieder nach Haus gezogen. Auch unser Nachbar hat seine Frau nicht gefunden.

Durch den Windstoß war im Haus alles total durcheinandergeworfen. In dieser Nacht konnte ich kaum schlafen: Mein Mann war fort, und ich hatte keinerlei Nachricht von ihm.

Am Morgen des Siebten bin ich um 5 Uhr aus dem Haus gegangen, um in Hiroshima meinen Mann zu suchen. Meine älteste Tochter, Yoshie, war damals zehn, meine zweite Tochter, Hiroko, zwei. Ich habe die beiden bei Nachbarn gelassen und bin in höchster Eile auf dem Flußdeich von Nishihara flußabwärts bis zur Aioi-Brükke (Hypozentrum der Explosion) gelaufen. Im Gebüsch neben dem Deich lagen oder saßen zahlreiche Menschen mit Verletzungen und Verbrennungen und stöhnten. Ich bin über die Misasa-Brücke gegangen und bin bis zur Aioi-Brücke gekommen. In der Stadt lagen überall tote Menschen und Pferde. Es waren mehr Männer als Frauen. Zwischen den Toten lebten noch welche und baten dringend um Wasser: »Wasser bitte, Wasser!«

Ich bin bis zum Rand des Tempelgeländes des Jisenji am Zugang zur Aioi-Brücke gekommen. Aber weiter ließ man mich nicht gehen, weil die Gegend noch brannte. Ich bin den ganzen Tag durch die Stadt gelaufen, aber auch an diesem Tag hab ich meinen Mann nicht gefunden.

Alleine zwei Töchter großgezogen

Am Achten bin ich wieder nach Hiroshima gegangen, aber ich hab keine Leiche gefunden, die meinem Manne ähnlich sah. Beim Anblick der verbrannten Stadt habe ich mir gesagt: Da findest du ihn niemals. Mit diesem Gedanken bin ich heimgegangen. Auch an diesem Tag war mein Mann also nicht zurückgekommen. Ich habe gedacht: Jetzt wird er wohl nicht mehr heimkommen, und habe mich ins Bett gelegt. Drei Tage vergingen, vier Tage vergingen, aber er ist nicht zurückgekommen. Ich wußte überhaupt nicht, was wo mit ihm geschehen war.

Obwohl ich die Feldarbeit gern mochte, war ich für einige Zeit nicht in der Stimmung zu arbeiten. Hätte ich damals allein auf dem Feld gearbeitet, hätte man mich wohl auch für verrückt erklärt.

So verging etwa ein Monat. Weil ich nur an meinen Mann dachte und nicht arbeitete, waren die Gemüsefelder von Unkraut überwuchert. Die Gurkenpflanzen waren verdorrt. Die überlebenden Pflanzen lagen auf dem Boden, da sie keine Stützen bekommen hatten. Da habe ich wieder zu arbeiten angefangen. Meine zweijährige Tochter habe ich dabei mal auf dem Rücken, mal auf dem Arm getragen. Von da an habe ich nur mit dem Gedanken an die Kinder gearbeitet. Ich dachte: Ich muß diese Kinder großbringen.

Das Fäkalienholen war eine Qual. Ich bin mit meinem Nachbarn, Herrn Fujimoto, zusammen bis Danbara (eine relativ wenig zerstörte Gegend hinter dem Hügel Hijiyama) gegangen, um Fäkalien zu holen. Ich hab drei Bottiche auf den Karren geladen und bin so zwei oder drei Mal im Monat gegangen, um Fäkalien zu holen. An solchen Tagen bin ich morgens früh um 2 oder 3 Uhr aufgestanden.

Mein Nachbar Miyamoto Tadaichi sagte zu mir: »Als ich wegen einer Verletzung im Krankenhaus lag, da hat mir dein Mann Fäkalien abgegeben. Das muß ich dir noch zurückzahlen.« Und er hat mir das, was er bekommen hatte, in zwei oder drei Raten zurückgegeben. Dafür war ich dankbar! Das kann ich immer noch nicht vergessen. Weil mein Mann ihm geholfen hatte, hat er mir geholfen. Wenn man jemandem hilft, dann hilft der einem auch wieder. So ist das halt. Aber, wissen Sie, bis zum heutigen Tag bin ich ohne jede fremde Hilfe ausgekommen. Fremde helfen einem nicht. Niemand gibt einem auch nur einen Pfennig umsonst.

Es hat sich gelohnt, daß ich Geld auf die Erziehung meiner Töchter verwandt hab. Ich habe beide auf die Oberschule geschickt. Yoshie hab ich zwei Jahre lang Kimono-Schneiderei lernen lassen und ein Jahr Stricken. Hiroko habe ich europäische Schneiderei lernen lassen. Darauf bin ich stolz. Yoshie hat geheiratet, und damit ist ein fleißiger Mann ins Haus gekommen. Hiroko hat in die Präfektur Chiba geheiratet und lebt dort glücklich mit ihrem Mann.

Ich wohne mit meiner Tochter zusammen, die mit der Schneiderei Geld verdient. So habe ich nicht zu klagen. Ich habe kein graues Haar und bin zufrieden.

Als ich mit fünfunddreißig durch die Atombombe Witwe wurde, waren die Kinder noch klein, und ich hatte die Feldarbeit. Es war ein langer, mühsamer Weg bis heute. Mit den Kindern und der Arbeit hatte ich keine Zeit, an einen Mann zu denken. Ich habe mich allein durchgearbeitet. Meine Tochter Yoshie versteht als Frau meine Mühsal und ist lieb zu mir. Ich hatte Glück, daß ich nur Töchter bekommen habe*.

Heute baue ich 1 Tan und 3 Se Gemüse an. Weil ich nicht das kleinste Unkraut aufkommen lasse und fleißig arbeite, erhalte ich relativ gutes Gemüse. Aber es ist halt nicht viel, was eine alte Witwe erntet.

Ich werde nie krank. Sie werden darüber lachen, aber das einzige Mal, daß ich krank im Bett gelegen habe, war wegen einer Austernvergiftung. Da habe ich schlimme Bauchschmerzen gekriegt. Heute allerdings habe ich etwas Schmerzen in den Beinen. Das ist wohl das Alter.

Unsere Grabstätte hat Masato im September 1937 errichtet. Dort ruhen meine Schwiegereltern. Vor zehn Jahren hab ich auf den Rat von Verwandten Masatos postumen Namen** auf den Grabstein setzen lassen. Da weder seine Leiche noch sonst irgendwas von ihm zurückgekommen ist, hatte ich nichts, um es ins Grab reinzutun. Ich habe nur das Papier mit dem postumen Namen mei-

* Hätte die Erzählerin einen Sohn gehabt, wäre eine fremde Schwiegertochter ins Haus gekommen. So kann sie mit ihrer eigenen Tochter zusammenleben. Der von außen gekommene Ehemann der Tochter ist mit der Heirat in die Familie der Erzählerin (das heißt, in die Familie ihres verstorbenen Ehemanns) adoptiert worden, um deren Ahnenlinie fortzuführen.

** Diesen Namen erhalten die Toten von dem zuständigen buddhistischen Priester. Auf dem Grabstein steht in vielen Fällen nur dieser Name.

nes Mannes hineingetan. Damit hat mein Mann endlich dort seine Ruhe gefunden.

Heute noch träume ich oft von meinem Mann. Da ich fleißig bin, stehe ich morgens früh auf und arbeite. Ich arbeite und arbeite und schone mich nicht. Deshalb habe ich eigentlich gar keine Zeit zu träumen. Nur von meinem Mann träume ich immer noch oft.

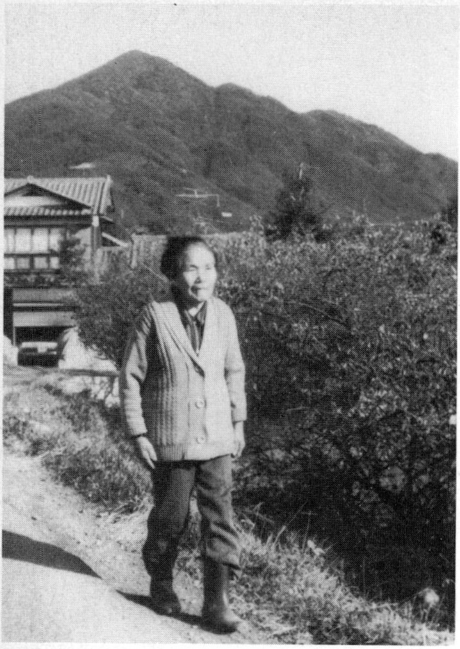

Tatsumoto Sada

Zur Insel, auf der Suche nach meinem Mann

Wir bereiteten gerade den Hausbau vor

Meine Heimat hieß früher Nakasuji, Dorf Mikawa (heute Gemeinde Yasufuruichi). Dort wurde ich am 21. Oktober 1894 geboren. Dieses Jahr werde ich siebenundachtzig. Ich höre schlecht, aber sonst bin ich gesund und arbeite auf dem Feld. Mein Vater hieß Nekoshima Ishita, meine Mutter Oseki.

Wir waren fünf Kinder. Groß geworden sind davon nur ich und mein jüngerer Bruder Asaichi der jetzt fünfundachtzig Jahre alt ist. Meine Familie baute Gerste und Kyôto-Kohl an. Meine Mutter kränkelte und ist jung gestorben, ich war da zwölf Jahre alt. Ich habe meinem Vater geholfen, habe von klein auf meinen Bruder gehütet und mich auf dem Feld nützlich gemacht ... Ich wußte nicht, wie es ist zu spielen. Die Leute im Dorf haben immer gesagt, ich sei arbeitsam und sei eine gute Tochter.

Mit zweiundzwanzig habe ich in dieses Dorf geheiratet. Mein Mann hieß Toyoji, er war vier Jahre älter als ich. Wir waren eine Zweigfamilie, das heißt, wir hatten einen sehr kleinen Hof*. Wir mußten Nebenarbeiten machen, um zu leben. Ich habe bis in die Nacht Hanf gesponnen. Den ganzen Tag haben wir auf dem Feld gearbeitet und abends gesponnen. Zeitweise haben wir auch Seidenraupen gezüchtet. Wir haben für die Seidenraupen eigens einen Schuppen gebaut. Ja, es war viel zu tun. Ich habe wie ein Mann gearbeitet, sonst hätten wir nichts zu essen gehabt.

Als kleines Mädchen habe ich ohne Mutter auskommen müssen, und nach der Heirat habe ich mich geplagt, daß wir genug zu essen hatten. Als Pächter haben wir mit einem kleinen Hof begonnen, haben sparsam gelebt und uns nur mit der Landwirtschaft hochgearbeitet. Das war sehr schwer. Sehen Sie meine Schulter: Die rechte Seite ist höher als die linke, weil ich den rechten Arm viel gebraucht hab. Auch mein Mann war ein tüchtiger Arbeiter.

Ich habe sieben Kinder zur Welt gebracht. Zur Zeit der

* Da in einer japanischen Bauernfamilie traditionell der älteste Sohn den Hof erbt und die Ahnenreihe fortführt, müssen die weiteren Söhne in andere Familien (die keinen männlichen Erben haben) einheiraten oder einen anderen Beruf ergreifen. Gelegentlich gründen solche Söhne auch eine neue Familie, eine sogenannte Zweigfamilie, die von der Stammfamilie etwas Boden abgetreten bekommt oder (vor der Landreform von 1946) sich als Pächter durchzubringen versucht.

Atombombe war mein ältester Sohn Yoshihiro als Soldat in Mittel-China. Mein zweiter Sohn, Mitsuaki, war achtzehn und half bei der Arbeit auf dem Feld. Der dritte Sohn, Hiromi, war in der 2. Klasse der Grundschule. Meine älteste Tochter war verheiratet. Meine zweite Tochter, Tomie, die bei der Atombombe umgekommen ist, war achtundzwanzig. Sie war noch unverheiratet und half auf dem Hof. Deshalb ist sie zur Freiwilligen-Einheit gegangen und dabei umgekommen. Ich wollte sie verheiraten, aber die jungen Männer waren alle beim Militär, so daß sich kein Ehepartner fand. Meine dritte Tochter war Mitsue; sie arbeitete in der Fabrik von Mitsubishi-Schwerindustrie in Gion. Meine vierte Tochter, Shizuko, war in der 6. Klasse der Grundschule.

Unsereinem ist das Schicksal nicht günstig gewesen. Beim Hochwasser von 1943 ist das Haupthaus weggeschwemmt worden, und das Speicherhaus ist eingestürzt. Wir haben eine Holzration bekommen und den Bau eines kleinen Hauses vorbereitet. Am Morgen des Tages, als die Atombombe fiel, hat mein Mann beim Weggehen gesagt: »Heute werden wir fertig mit der Arbeit in Hiroshima. Ab morgen bereiten wir die Bauarbeiten vor.« Ich habe mich darauf gefreut, denn seit dem Hochwasser wohnten wir behelfsmäßig in einem Schuppen.

An jenem Morgen habe ich auf dem Feld Gurken hochgebunden. Es blitzte, und ich habe unwillkürlich die Hände vors Gesicht gehalten. Dann kam ein dumpfer Knall, und als ich nach Hiroshima blickte, stieg ein schwarzroter Qualmklumpen auf, so wie die Wolken bei einem Abendgewitter. Der Qualm quoll und quoll ... Das war ein ganz unbeschreiblicher Qualm. Ich sehe ihn noch immer vor mir.

Mein Mann ist am Sechsten, frühmorgens nach der Entwarnung, mit einer Ladung Gemüse zum Markt losgezogen. Er wollte für den geplanten Bau einer Versammlungshalle für diesen Weiler Holz mitbringen. Als stellvertretender Leiter der Freiwilligen-Einheit und Vorsitzender der Nachbarschaftsvereinigung war er sehr beschäftigt. Er nahm unseren zweiten Sohn Mitsuaki oft zum Fäkalienholen mit. Auch an diesem Morgen hat er ihn mitgenommen. Um 6 Uhr morgens haben sich mein Mann und Mitsuaki in der Innenstadt getrennt. Mitsuaki ist mit der Fuhre Holz heimgekehrt.

Unsere Tochter Tomie war mit unserem Nachbarn Tomimura losgegangen. Sie hatte das Essen für meinen Mann dabei. Ich hab ihr gesagt: »Vater ist doch bei der Freiwilligen-Einheit. Da brauchst du nicht auch noch hinzugehen.« Aber sie ist trotzdem gegangen: »Ich gehe mit der Freiwilligen-Einheit nach Hiroshima. Es ist mir gleich, wann mich die Kugel trifft. Es ist ja alles fürs Vaterland.« Am Tag vor ihrem Tod hat sie noch Dünger aufs Feld gebracht. Sie hat sich verantwortlich gefühlt für die Feldarbeit. Ein kluges Mädchen war sie. Sie war nicht besonders hübsch, aber gesund und gutherzig. Die Guten sterben früh. Ja, so ist's. Sie ist mit dem Essen für meinen Mann losgegangen. Ob sie's ihm noch gebracht hat?

Als die Atombombe explodierte, war Mitsuaki mit dem Pferdewagen bereits bis zu dem Shintô-Schrein in Misasa gekommen. Es habe einen Blitz gegeben und dann einen dumpfen Knall, so hat er erzählt. Vorübergehend habe er nichts sehen können. Auch das Pferd sei vor Schreck wie gelähmt gewesen. Die Regentüren der Häuser seien alle auf die Straße gefallen, und er sei mit dem Wagen klappernd darüber hinweggefahren. Es war etwa 9 Uhr vormittags, als Mitsuaki heimkam.

Über den Dorflautsprecher wurde durchgegeben: »Die ganze Freiwilligen-Einheit ist umgekommen.« Mitsuaki sagte: »Wir müssen suchen gehen«, und ist um Mittag losgegangen. Gegen Abend ist er zurückgekommen: Die ganze Stadt sei ein Flammenmeer; er habe sich der Gegend, wo die Freiwilligen-Einheit Häuser abgebrochen habe, gar nicht nähern können. Ab Mittag kamen viele

Verletzte, die aus Hiroshima geflohen waren. Als ich die gesehen habe, da habe ich gedacht: Da ist was Schlimmes passiert. Kaum einer, der ein unbeschädigtes Hemd auf dem Leibe trug. Dazu hatten sie schreckliche Verbrennungen, die Haut hing ihnen in Fetzen herab, und sie gingen wie Gespenster, mit den Armen vor sich hingestreckt. Weder mein Mann noch Tomie kamen heim. Ich habe die ganze Nacht gewartet: Vielleicht hatten sie in irgendeinem Haus Hilfe gefunden, vielleicht würden sie plötzlich heimkommen. Unser Haus war beschädigt, die Zimmerdecke hatte sich unter dem Luftdruck verworfen.

Gestorben wie ein Hund auf der Straße

Mein Mann hatte oft gesagt: »Ich kann jederzeit in einen Luftangriff geraten. Vielleicht sterbe ich wie ein Hund auf der Straße ...« Am nächsten Tag bin ich mit Mitsuaki suchen gegangen. Da lagen viele tote Menschen am Wegrand. Ich habe gedacht: Jetzt ist er vielleicht doch, so wie er immer gesagt hat, wie ein Hund auf der Straße gestorben? Wir hatten keine Ahnung, wo die beiden geblieben sein könnten. Vielleicht waren sie schon eingeäschert worden, vielleicht waren sie im Fluß auf den Grund gesunken. Nichts war zu finden von meinem Mann und von Tomie ...

Nach dem Zehnten bin ich alleine zur Insel Ninoshima (gegenüber Ujina) rübergefahren. Ich hatte gehört, daß sie dort viele Verletzte gesammelt hätten. Ich habe die ganze Insel abgesucht. Da standen Hütten, in denen viele Kinder, die ihre Eltern verloren hatten, versammelt waren. Am Ufer wurden die angeschwemmten Leichen verbrannt oder vergraben. Ich hatte keinen Anhaltspunkt, wo ich meinen Mann und meine Tochter suchen sollte. Da konnte ich sie ja nicht finden. Damals war ich wohl die einzige, die aus diesem Dorf bis zu der Insel suchen gegangen ist.

Um den Fünfzehnten war's wohl, da sagte ein Nachbar: »Beim Gefängnis von Yoshijima habe ich jemanden gesehen, der sah deinem Mann ähnlich.« Ich bin sofort hin, aber es war jemand anderes. In Gestalt und Größe sah er meinem Mann schon ähnlich ... Er saß tot an die Gefängnismauer gelehnt. Er hatte sowas wie eine Arbeitsjacke an und ein Tuch um den Kopf gebunden und saß nach vorne gebeugt. Ziemlich verfault war er, und aus der Nase kamen Maden. Die Leiche war in Verwesung übergegangen. Den Anblick vergesse ich nie. Von da an habe ich's aufgegeben zu suchen. Unterdessen hat Mitsuaki mehrfach geholfen, Verletzte aus Hiroshima zu holen. Das war vielleicht der Grund, warum sich wenig später sein Rachen entzündet hat. Er war etwa einen Monat bei einem Arzt in Behandlung. Und immer wenn er sich verletzte, eiterte die Wunde stark ... Bei mir haben sich keinerlei körperliche Folgen eingestellt.

Ich habe schließlich nicht erfahren, was mit meinem Mann und mit Tomie geschehen ist. Ich hab Photos ins Grab getan, mehr konnte ich nicht tun ... Geträumt habe ich nicht von meinem Mann und meiner Tochter. Die Feldarbeit war zu erledigen. Da kann man nicht immer trauern. Ich hatte keine Zeit zu weinen. Die Kinder – angefangen mit dem Kleinsten, Hiromi, der in der 2. Klasse der Grundschule war –, die Kinder waren ja alle in einem Alter, wo sie stark wachsen. Auf den 8 Tan Gemüsefeldern, die wir, mein Mann und ich, durch harte Arbeit erworben hatten, habe ich mich abgearbeitet. Es war sehr mühsam bis die Kinder selbständig wurden. Ich dachte: Hauptsache sie wachsen zu Menschen heran, die ihren Eltern keine Schande machen, und ich hab keine Arbeit zu niedrig gefunden, um ihnen den Schulbesuch zu ermöglichen.

Mitsuaki hat die Feldarbeit sehr gut gemacht. Wenn

seine Freunde sich amüsieren gingen, ist er nicht mitgegangen. Sein einziger Gedanke war, mir zu helfen. Er hat auch oft Fäkalien geholt. Shizuko und Hiromi, alle haben die Oberschule abgeschlossen. Shizuko hat die pharmazeutische Hochschule in Ôsaka absolviert. Alle sind ihrer Mutter gute Kinder geworden. Ich habe mir nie über ihr Tun und Lassen Sorgen machen müssen.

Ich bin eine leidenschaftliche Bäuerin. Von klein auf, vom sechsten oder siebten Lebensjahr an, war Arbeiten meine Hauptbeschäftigung. Ich kann nicht unbeschäftigt dasitzen. Seit Mitsuaki verheiratet ist, hab ich's etwas leichter, bis dahin aber war's ein ständiger Kampf mit der Armut – Arbeit, nur Arbeit. Auch heute noch kann ich mich davon nicht freimachen. Wenn ich auf einem fremden Feld das Unkraut wachsen sehe, dann juckt es mich in den Fingern, ich möchte am liebsten heimlich das Unkraut rausziehen. Meine Schwiegertochter sagt: »Du hast die Kinder auf höhere Schulen geschickt, du hast dein ganzes Leben gearbeitet, nun ruh dich mal aus!« Wenn ich aber auf dem Feld Unkraut sehe, dann beunruhigt mich das, und ich möcht es ausreißen.

Das Gemüse für die Küche, das ist meine Arbeit. Meine Schwiegertochter sagt, ich solle es lassen, aber ich mach das. Ich baue das Gemüse an, das mir gefällt. Wenn wir zu viel haben, gebe ich den Rest an andere Leute. Auf meinem Boden baue ich das Gemüse an, das ich gerne mag. »Laß das doch! Wenn du so viel anbaust, wissen wir nicht, wohin damit«, sagt meine Schwiegertochter, aber mir machen die Gemüsebeete eben Spaß.

Jetzt bin ich alt und kann große Arbeiten nicht mehr erledigen. Kleine Dinge mache ich aber noch, zum Beispiel Unkraut jäten. Wir bauen 4 Tan Hiroshima-Kohl an. Beim Ausdünnen arbeite ich voll mit. Als kleines Mädchen hatte ich einmal die Ruhr, aber sonst war ich nie richtig krank. Heute höre ich etwas schlecht und die Zähne tun mir weh. Das ist alles.

Die Geldangelegenheiten überlasse ich alle der Schwiegertochter. Denn wenn man Geld hat, kann man nicht sterben. Ich bin zufrieden, wenn ich keinen Mangel leide. Alle sind gut zu mir, ich habe nicht zu klagen.

Als mein ältester Sohn, Yoshihiro, aus dem Krieg heimkam, hat er gesagt: »Die Zerstörung durch die Atombombe ist schlimmer als alles, was ich an der Front gesehen hab.« Wer das nicht selbst erlebt hat, weiß nicht wie schrecklich die Atombombe ist. Ich erzähle es meinen Enkeln immer wieder, aber sie nehmen es nicht ernst. Ich bin alt und habe nicht mehr lange zu leben. Ich wünsche mir nur, daß alle begreifen, wie schrecklich die Atombombe ist.

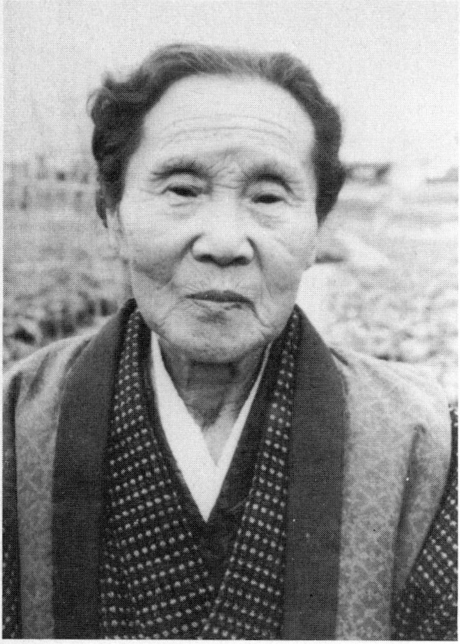

Ryôso Shizuko

Krank und allein

Als eingebildete Kranke angesehen

Geboren wurde ich am 6. September 1899. In diesem Jahr werde ich zweiundachtzig. Ich komme von einem alten Hof in Nagasako, Gemeinde Ôbayashi, Kreis Asa. Wir waren vier Geschwister. Über mir ein Bruder, unter mir zwei Brüder und zwei Schwestern – ja, das sind wohl zusammen doch sechs?

Nach Abschluß der Kobayashi-Grundschule hab ich in der Landwirtschaft geholfen. Wir hatten 10 Tan und es war viel zu tun. Grasmähen und Reisigschneiden habe ich von klein auf gemacht, das kann ich gut. Auch habe ich Reis gedroschen.

In dieses Haus bin ich am 6. Dezember 1916 gekommen. Ich war siebzehn Jahre alt. Die Heirat war von einem Heiratsvermittler arrangiert worden. Ich habe auf dem Feld gearbeitet, ohne zu merken, daß derweil über meine Heirat beraten wurde. Mit siebzehn Jahren wußte ich gar nicht richtig, was das heißt. Meine Mutter war im selben Jahr, am 12. Oktober, mit achtunddreißig Jahren gestorben. Als die neunundvierzig Tage* vorüber waren, habe ich sofort geheiratet, am 6. Dezember. Mein Mann hieß Ryôso Kameshirô. Er war Jahrgang 1890, also acht oder neun Jahre älter als ich.

Von Nagasako bis Midorii bin ich auf einem lampiongeschmückten Pferdewagen gekommen. Dann ging's zu Fuß weiter, bis zu diesem Haus, begleitet von Leuten, die Schränke und Truhen trugen. Mein Kimono und alles war weiß. Mit meinem Mann war ich voll zufrieden. Er war ehrlich und fleißig, ein Mensch der keine Tricks und Schliche kannte. Wohl kein herausragender Mensch, aber herzlich und gut ... Seit ich ihn geheiratet hab, habe ich nie an ihm gezweifelt.

Wir hatten 2 Tan Reisfelder und 2 Tan Gemüsefelder. Obwohl wir selbst Reis anbauten, haben wir nie unvermischten Reis gegessen. Damals aß man Gerstenreis und dazu eingelegtes Gemüse. Wir haben viel Hirse, Kyôto-Kohl und Gurken angebaut. Mein Mann ist oft nach Hiroshima gegangen, um Fäkalien zu holen.

Am 6. August lag ich krank im Bett. Ich litt an Gelenkrheumatismus, und seit meiner Jugend hatte ich abwechselnd Perioden akuter Krankheit und relativer

* Siehe die Fußnote auf Seite 105.

Besserung. Ab und zu konnte ich mich gar nicht bewegen und nicht einmal das Essen machen. Mein Mann meinte manchmal: »Ich glaube, du bildest dir das nur ein.« Von außen sah man ja nichts, aber die Hüfte und die Beine haben so geschmerzt, das war fürchterlich.

An jenem Morgen konnte ich mich nicht bewegen und lag im Bett. »Heute ist der letzte Tag, komm, wir gehen ...« Ich hörte, wie er das zum Nachbarn sagte. Das war das Letzte, was ich in diesem Leben von meinem Mann gehört habe.

Zu den Kindern: der Älteste war Isao, der zweite Tsukasa, die älteste Tochter Toshie, sie ist mit vier Jahren gestorben. Meine zweite Tochter, Fujie, ist sofort nach der Geburt gestorben. Übrig geblieben sind nur die zwei Jungen.

Isao haben sie 1941 zu den Soldaten geholt. Er ist im Juni 1946 heimgekommen. Den Tag, als er heimkam, vergeß ich nie. Ich arbeitete auf dem Feld, da rief jemand »Mutter!« und da stand er doch wirklich auf dem Flußdeich, mit einem großen Rucksack auf dem Rücken ... Es war, als ginge die Sonne auf. Ich war so glücklich, so schrecklich glücklich. Wenn ich jetzt zurückblicke, dann war das der glücklichste Augenblick meines achtzigjährigen Lebens. Er ist danach in der Landwirtschaft geblieben, und er hat alles gut gemacht.

Ach, ich sollte ja von der Atombombe erzählen, und jetzt habe ich zuerst von der Rückkehr meines Sohnes berichtet. Entschuldigen Sie bitte! Aber ich war so glücklich damals. So hab ich's versehentlich zuerst erzählt.

Damals gab's einen lauten, dumpfen Knall und am südlichen Himmel stieg eine schwarze Wolke auf. Die Schiebetüren wurden umgeworfen und die Zimmerdecke wurde hochgedrückt. Ich lag ja im Haus und habe einen ordentlichen Schrecken bekommen ... Ich war völlig durcheinander und bin nach draußen und hab den Himmel angesehen: Was war da bloß passiert?

Nach einiger Zeit kam jemand aus Kami-Nukui vorbei und berichtete: »Die Freiwilligen-Einheit von Kawauchi ist vollständig umgekommen.« Gegen Abend hieß es: »Die Überlebenden werden mit Booten zur Anlegestelle von Takase gebracht.« Ich konnte nicht gehen und habe meinen zweiten Sohn, Tsukasa, der damals sechzehn war, hinlaufen lassen. Aber mein Mann war nicht dabei.

Es wurde Abend, und er kehrte immer noch nicht heim. Da ich krank war, konnte ich auch nicht nach Hiroshima suchen gehen. Ich hab Tsukasa losgeschickt. Ich hab ihm einen Imbiß mitgegeben und ihn vom nächsten Tag an mit Nachbarn zum Suchen geschickt.

Als er heimkam, erzählte Tsukasa: »Auf den Straßen liegen überall Tote. Einer der großen Wasserkübel für die Feuerwehr war voll mit toten Schülerinnen. Die sind mit dem Kopf voran reingesprungen.« Und nach zwei oder drei Tagen berichtete er: »In den Leichen und auch auf den noch lebenden Verletzten kriechen Maden. Es ist schrecklich.«

Vier oder fünf Tage ist er wohl suchen gegangen. Genau weiß ich's nicht mehr. Abends war mir, als könnte mein Mann jeden Moment heimkehren, und ich bin dagesessen und habe mich nicht schlafen gelegt. Da wir seine Leiche nicht fanden, sind die Tage ohne Begräbnisfeier vergangen. Es kam auch niemand, um uns sein Beileid auszusprechen. Alle in der Nachbarschaft waren ja vom Unglück betroffen ...

Keine Leiche, kein Andenken

Es hat lange gedauert, bis ich mir gesagt hab: Er kommt nicht wieder, er ist tot. Aber ich werde mich wohl bis zu meinem Tod nicht ganz drein schicken. Ich habe viele Nächte nicht schlafen können und habe ihn auch häufig im Traum gesehen. Ich träume auch jetzt noch manchmal von ihm. Er ist tot, heißt es, aber ich habe seine Leiche nicht gesehen. So bleibt bei mir immer das Gefühl, daß er irgendwo in Hiroshima lebt ... Das denke ich diese sechsunddreißig Jahre lang.

Ins Grab hab ich nichts reingetan. Ich hatte keinen besonderen Gegenstand, kein Andenken, das ich mitgeben konnte. Mein Mann hat fleißig gearbeitet, um etwas fürs Vaterland zu tun, und ist durch die Atombombe umgekommen. Es ist einfach nicht mit Worten auszudrükken. Ich habe lange drüber nachgedacht, dies und das hab ich gedacht, aber das ist lang her und ich hab's vergessen.

Der Herbstwind begann schon zu wehen, als ich zusammen mit Tsukasa wieder auf dem Feld zu arbeiten anfing. Ich hatte Rheumatismus, aber ich konnte nicht im Bett bleiben. Fieber hatte ich ja keins, und wenn man nichts unternahm, breitete sich das Unkraut über das ganze Feld aus, und wir hätten nichts zum Leben gehabt. Dank Tsukasas Hilfe sind wir durchgekommen, bis Isao heimkehrte. Ehrlich gesagt – jetzt kann ich ja drüber reden –, eigentlich hätte Tsukasa auch zur Freiwilligen-Einheit gemußt. Er war ja sechzehn Jahre alt. Da ich krank war, haben wir die Leute vom Amt gebeten, daß er nicht mitgehen mußte. Da kann man nur sagen: Er hat Glück gehabt.

Ich habe ihn mit Nachbarn zum Fäkalienholen mitgeschickt. Morgens um 2 Uhr habe ich ihn geweckt. Ihm war das Fäkalienholen so schrecklich zuwider, aber er hat's gemacht, weil ich ihn drum bat. Als ich nicht gehen konnte, hat er mich auf einen Fahrradanhänger gesetzt und ist mit mir zum Masseur gefahren.

In jedem Haus im Dorf war jemand gestorben. Da konnte niemand dem anderen helfen. Ich mußte mit Tsukasa zusammen durchhalten. Da ich krank war, ist ab und zu der jüngere Bruder meines Mannes oder die Frau meines jüngeren Bruders aus Mitaka (Kreis Saeki) gekommen und hat geholfen.

Durch die Atombombe sind alle Frauen des Dorfes auf einen Schlag zu Witwen geworden. Deshalb hab ich's geschafft. Mein älterer Bruder hat zu mir gesagt: »Du bist ja nicht die einzige, die Witwe geworden ist. Da bleibt nichts anderes übrig, als vernünftig sein und sich zusammennehmen.« So hat er mich aufgemuntert, wenn ich trübsinnig war.

Ich hab's schon vorhin erzählt: Mein ältester Sohn Isao ist im Juni 1946 aus dem Krieg heimgekommen. Da ist es endlich leichter geworden für mich. Von da an haben die beiden Brüder die Fäkalien gemeinsam geholt, und das Gemüse auf dem Feld ist gut gewachsen. Die beiden sind mit einem Handwagen mit Eisenrädern bis Midorimachi gegangen, um Fäkalien zu holen. Wenn sie nicht bis zu so fernen Orten wie Ujina oder Midorimachi gegangen wären, hätte der Hof nicht überlebt. Nach etwa einem Jahr haben sie statt des Handwagens den Pferdewagen genommen. Sie haben viel Dünger aufs Feld gebracht und die Landwirtschaft ging gut.

Tsukasa ist bald darauf Angestellter in einer Gummi-Firma geworden, und Isao hat im Herbst 1946 Toshie geheiratet und hat sich ganz der Landwirtschaft gewidmet. Viel später ist er Angestellter der Bauerngenossenschaft von Kawauchi und der Asa-Wasserwerke geworden. Toshie hat seitdem tapfer »Weiber-Landwirtschaft«* getrieben und ich habe tüchtig mitgearbeitet. Der Rheumatismus hat sich auch gebessert. Jetzt mache ich das Unkrautjäten und das Essenkochen. Toshie arbeitet bei

* Da knapp 70 Prozent (im Jahre 1970) aller japanischen Bauernhöfe weniger als einen Hektar Nutzfläche besitzen, wird die Landwirtschaft zumeist nur noch als Nebenerwerb betrieben. Auf dem typischen japanischen Bauernhof arbeitet somit die Frau in der Landwirtschaft, während der Mann als Arbeiter oder Angestellter in einer Fabrik oder Firma beschäftigt ist. Diese Situation wird im japanischen Journalismus scherzhaft als »Weiber-Landwirtschaft« (kaachan-nôgyô) bezeichnet.

der Bauerngenossenschaft, im Reissteckling-Zentrum, so daß Isao, der seit zwei Jahren wegen Erreichung der Altersgrenze im Ruhestand ist, und ich wieder die Feldarbeit übernommen haben.

Mein ältester Enkel wird schon zweiunddreißig. Ich habe vier Enkel, zwei hier im Haus und zwei bei meinem anderen Sohn. In meinen alten Tagen bin ich glücklich.

Aber ab und zu sehe ich noch meinen Mann im Traum. Das ist nun lange her, daß ich mit ihm zusammengelebt habe. Trotzdem erscheint er mir im Traum, als ob's gestern gewesen wäre. Seit ich mit siebzehn geheiratet habe, ist es eine einzige Folge von Mühen gewesen: Krankheit und Atombombe und so weiter. Es ist wirklich ein Wunder, daß ich so lange leben durfte.

Ob das Strafe für mein voriges Leben ist, ob ich ein schlechtes Karma habe, das weiß ich nicht. Ich wünsche mir nur eins: daß ich nicht noch einen Krieg erleben muß. Ich möchte nicht, daß meine Enkel ein solches Leid erleben. Vergessen Sie bitte nicht, gerade das schön aufzuschreiben.

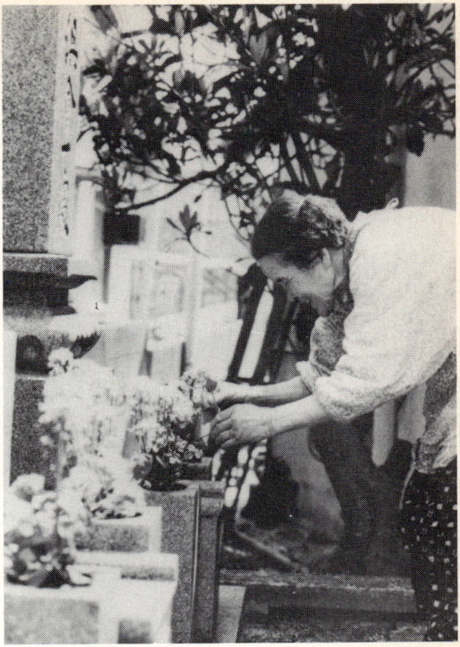

TADE
KINUYO

Mit dem Baby auf dem Rücken

Eltern und Geschwister in Hawaii

Wären meine Kinder über drei Jahre alt gewesen, hätte ich zur Freiwilligen-Einheit gemußt. Hideaki, mein dritter Sohn, war nach der alten Zählung zwei Jahre alt. Wäre er drei gewesen, dann hätte ich damals mit meinem Mann nach Hiroshima gehen müssen und wäre jetzt tot – das denke ich heute. Das Kind hat mich gerettet. Weil ich überlebt habe, kann ich hier mit Ihnen sprechen. Krieg darf nicht sein. Der Krieg war bitter. Ich hoffe, daß es keinen Krieg gibt, auch nicht in der Generation meiner Enkel.

Ich soll mit meiner Geburt beginnen? Sie sind der erste Mensch, der nach so was fragt. Ich bin in Nagatsuka, Gemeinde Gion, Kreis Asa, geboren. Das war – warten Sie mal – am 25. Januar 1907. An Geschwistern waren da: die älteste Tochter, sie hieß Isao; dann ich, die zweite Tochter; dann meine jüngere Schwester Shizue; dann kamen meine jüngeren Brüder, der ältere von ihnen hieß Itaru, der jüngere Masuo. Alle außer mir sind nach Hawaii ausgewandert. Aus bestimmten Gründen konnte ich nicht gehen.

Mein Vater hieß Masutarô. Er war im Russisch-Japanischen Krieg Soldat. Nach der Heimkehr ist er nach Hawaii gegangen. Um diese Zeit war ich im Bauch meiner Mutter. Mein Vater hat sofort nach der Geburt meine Mutter zu sich geholt. Ich trank noch an der Brust, aber sie hat mich einfach zurückgelassen. Ich bin von meinen Großeltern aufgezogen worden.

Unter den fünf Geschwistern war ich die einzige mit so einer schwachen Bindung zu meinen Eltern. Das Schicksal war mir nicht günstig, von Geburt an.

Als Kind wollte ich gerne zu meinen Eltern nach Hawaii fahren. Ich habe immer wieder geschrieben: »Bitte holt mich nach Hawaii!« Ich habe auch Leuten, die aus Hawaii in Japan zu Besuch waren, Briefe mitgegeben. Vor dem Krieg sind meine Eltern einmal zurückgekommen, da habe ich sie zum ersten Mal gesehen. Mein Vater ist im Pazifischen Krieg umgekommen, bei dem großen Luftangriff auf Hawaii. Meine Mutter ist mit neunzig in Hawaii gestorben. Ich würd gerne zu ihrem Grab gehen, aber in meinem Alter, mit vierundsiebzig Jahren, ist das halt nur ein Wunsch.

Als der Krieg zu Ende war, dachte ich, jetzt könnte ich

gehen. Aber da gab's keinen Familiennachzug mehr. Zudem ist mein Mann Eijirô durch die Atombombe umgekommen. Das war wohl von meinem vorigen Leben her bestimmt. Das Schicksal war mir nicht günstig. Mein Leben stand unter schlechten Vorzeichen.

Geheiratet habe ich am 17. März 1927. Ich war einundzwanzig, mein Mann neunundzwanzig. Jemand hat das vermittelt: Wir haben uns bei mir zu Hause zum ersten Mal gesehen. Zwanzig Tage später haben wir geheiratet. Ich wußte gar nicht, was das für ein Mann war. Sein Gesicht habe ich auch nicht richtig gesehen. Mein Großvater hat auf mich eingeredet: »Der ist gut, ein guter Mann, den mußt du heiraten!« Weil er das immer wieder gesagt hat, habe ich zugestimmt. Brachte man damals Einwände, hieß es sofort, man sei eigensinnig, und man wurde von den Eltern ausgeschimpft.

Die Hochzeit fand abends statt, in weißem Kimono und baumwollener Brauthaube. Damals sagte mir meine Großmutter: »Das ist dein Abschied von diesem Haus. Wenn du in dem anderen Haus die Haube abnimmst, dann heißt das: da wirst du bis zu deinem Tod sein.« Und weiter hat sie gesagt: »Du wirst niemals in dieses Haus zurückkehren. Eine Frau soll nicht leichtfertig hin und her gehen. Eine Frau muß dort, wo sie hingegangen ist, alles ertragen.« Und weiter: »Wie sehr du auch Mangel leidest, du darfst dich nicht beklagen. Wo eine Frau einmal hingegangen ist, dort darf sie nicht weinen.« Dabei weinte meine Großmutter selbst, während sie das sagte. Da es meine Großmutter war, die mich aufgezogen hatte, habe ich alles brav angehört.

Ich hab mir also vorgenommen, alles zu ertragen. Während mir das Brautkleid angezogen wurde und ich der Großmutter zuhörte, war mir so schrecklich traurig zumute: Eltern und Geschwister waren in Hawaii. Mit meiner Heirat war für mich die Hoffnung, je nach Hawaii zu gehen, begraben. Mir wurde ganz schwach vor Schmerz.

Die Frauen heute laufen einfach weg, wenn's ihnen zuwider ist beim Ehemann. Früher wurde uns da eine andere Haltung eingehämmert. Wir glaubten, das müßte so sein, als wir heirateten.

Eijirô war ein gutherziger Mann. Er war fleißig und bei den Leuten beliebt. Nachdem er bei der Atombombe umgekommen ist, haben mir die anderen oft im Scherz gesagt: »Dein Eijirô war ein guter Mensch. Den vergißt du nicht, was?«

Wir hatten 3 Tan Gemüsefelder und 1 Tan, 5 Se Reisfelder. Da wir hauptsächlich Gemüse anbauten, hatten wir Tag für Tag viel zu tun. Ich hab mich zusammen mit meinem Mann ganz der Feldarbeit gewidmet. Hier ist eine Rettichgegend. Im Winter haben wir Rettich zum Einlegen angebaut, und im Sommer viel Schwarzwurzeln. Die Rettiche von Kami-Nukui sind bekannt wegen ihres festen Fleisches, und die hiesigen Schwarzwurzeln sind innen weiß und zart. Sie haben keinen holzigen Kern, sagt man.

Mein Mann schaffte das Gemüse mit dem Boot zum Neuen Markt in Ôtemachi. Ich habe bis spät abends Rettich und Schwarzwurzeln gewaschen. Morgens um 1 Uhr bin ich aufgestanden, habe den Imbißkasten für Frühstück und Mittagessen vorbereitet und meinen Mann auf den Weg geschickt. Auf dem Markt hat er dann das Frühstück verzehrt. Wenn am Nachmittag der Südwind wehte, brachte er Fäkalien mit dem Boot heim und aß auf dem Wasser sein Mittagessen.

Damals konnte man mit 1000 Yen ein schönes Haus bauen. Beim Gemüse fiel nicht viel Gewinn ab, aber es war jedenfalls Bargeld. So haben alle um die Wette auf dem Feld gearbeitet.

Wir haben viel Seidenraupen gezüchtet. Das war eine mühsame Arbeit. Seidenraupen brauchen ja ständig was zum Fressen, da haben wir oft kaum schlafen können. Mit den Frühlingsraupen ging es ziemlich glatt, aber bei den Sommerraupen hatten wir oft Pech. Wenn in der Regenzeit die Maulbeerblätter, die wir verfütterten, naß waren, dann sponnen sie keine Kokons und wurden statt dessen krank. Oder sie sponnen nur kleine Kokons und das Ganze warf keinen Gewinn ab.

Wenn eine Raupe krank wurde, dann steckte sie sofort alle anderen an; es war schwer dagegen anzukommen. Aber die Seidenraupen brachten Bargeld, deshalb haben wir eifrig Seidenraupen gezüchtet. Für mich persönlich habe ich keinen Pfennig gebraucht. Wenn ich mich zu sehr mit den Seidenraupen beschäftigte, dann konnte ich mich nicht ums Unkraut auf dem Felde kümmern und es sah schlimm aus dort.

Mit Seiji, meinem ältesten Sohn, auf dem Rücken habe ich ganz allein die Arbeit mit den Seidenraupen gemacht. Wenn mein Mann nicht zu Hause war, weil er Fäkalien holte, dann mußte ich mit dem Kind auf dem Rücken arbeiten. Das war mühsam. Wenn ich's runtersetzte, fing es an zu weinen. Ich hab mich manchmal, mit dem Kind auf dem Rücken, richtig ausgeweint, während ich den Raupen ihr Futter gab. In dem verdunkelten Raum sah ja keiner, daß ich weinte. Mehrmals hab ich daran gedacht, in mein Elternhaus zurückzukehren.

Das Essen war ärmlich: Reis, mit viel Gerste gemischt. Manchmal kaufte mein Mann Makrelen, wenn er mit dem Boot heimkehrte. Gesalzene Makrelen oder Sardinen. Und viel Gemüse haben wir gegessen. Auch Hirse haben wir viel angebaut. Die Hirse haben wir gekocht und gestampft und als Klöße gegessen. Ich habe in dem Gedanken gearbeitet, daß es leichter werden würde, wenn ich die Kinder erst mal großgezogen hätte.

Unheil verheißende Worte

Als die Atombombe fiel, war mein ältester Sohn Seiji in der 2. Klasse der Eisenbahnerschule in Mihara, Präfektur Hiroshima; fünfzehn war er damals, glaube ich. Mein zweiter Sohn hieß Teruo; bei ihm lebe ich heute. Er war damals sieben. Mein dritter Sohn, der vorhin erwähnte Hideaki, war damals, nach der alten Zählung, zwei. Mit einem Baby, das noch an der Brust trank, und zwei weiteren Kindern gerade in einem Alter, wo sie viel essen, das war ein schweres Leben.

Mein Mann ging oft mit dem vierrädrigen Pferdewagen nach Hiroshima Fäkalien holen. Da sagte er oftmals: »Ich gehe so oft nach Hiroshima. Ich kann jederzeit in einen Luftangriff geraten und sterben ...«

Am Morgen des Sechsten hat er das auch wieder gesagt. »Sag nicht so was, das bringt Unglück. Das mag ich nicht. Wieso sagst du immer wieder solche Dinge!« – »Ich will nur sagen, es kann jederzeit einen Luftangriff geben. Du sollst nicht erschrecken, falls ich sterbe.« – »Wir haben Kinder. Was soll ich machen, wenn du nicht mehr da bist. Ich mag das nicht, daß du so was sagst, morgens, wenn du aus dem Haus gehst ...« – »Heute ist der Sechste. Heute bringen wir entweder das Bauholz der abgerissenen Häuser mit, oder wir gehn ins Kino. Auf jeden Fall wird's spät werden. Gib Hisami (Tochter eines Nachbarn, Mitglied der Freiwilligen-Einheit) den Imbiß mit.«

Das war morgens um 2 Uhr. Er ist zusammen mit Tochimura Kenzô und den anderen mit dem Ochsenwagen gegangen. Jedesmal haben sie Holz von den abgerissenen Häusern mitgebracht. Wir haben es für Bauzwecke oder als Brennholz fürs Bad gebraucht. Weil Herrn Tochimuras Ochse groß und kräftig war, sind sie mit dem Ochsenwagen gegangen. Der Ochse vertrug allerdings die Mittagshitze nicht. Deshalb mußten sie morgens früh losgehen und heimkehren, ehe es heiß wurde.

Herr Tochimura hat in Nakajima das Holz aufgeladen und war schon zurück, ehe der Blitz runterkam. Mein Mann blieb noch in Hiroshima wegen der Abbrucharbeiten. Herr Tochimura erzählte, er habe beim Weggehen zu den anderen gesagt: »Ihr seid früher losgegangen als ich und jetzt müßt ihr länger bleiben ...«

Am Morgen des Sechsten hab ich dem Kleinen die Brust gegeben, habe aufgeräumt und so weiter. Teruo hatte einen Ausschlag, deshalb wollte ich mit ihm zu Dr. Imai in Midorii gehen. In diesem Moment gab's einen Blitz und sofort danach einen dumpfen Knall. Seltsam, habe ich gedacht, vielleicht ein Feuerwerk. Aber von dem Moment an, da es blitzte, legte sich eine Art dunkler Vorhang über meine Augen. Ich habe versucht, ihn wegzureiben. Vorübergehend konnte ich mein Kind nicht mehr sehen und bekam einen Schreck. Als ich wieder sehen konnte, waren die Regentüren umgefallen, das Holzgestänge der mit Papier bespannten Schiebetüren war zerbrochen. Da alle Türen geschlossen waren, war die Wirkung besonders schlimm. Die Zimmerdecke war nach oben gedrückt worden.

Als ich nach draußen ging, sah ich am Himmel über Hiroshima eine dicke Wolke aus Feuer und Rauch aufsteigen. Was ist da los? Was ist in Hiroshima passiert? Ich wußte vor Aufregung nicht, was ich tun sollte.

Es war nach Mittag. Ein Mann aus der Nachbarschaft, der beim Gefängnis von Yoshijima angestellt war, berichtete: »Alle von der Freiwilligen-Einheit aus Kawauchi sind umgekommen.« Nach einiger Zeit erfuhren wir: »Die Überlebenden werden auf Lastwagen heimgebracht.« Ich bin bis zum Laden von Hironaka hier in der Nähe gelaufen. Man werde aufgerufen, hieß es, aber mein Name wurde nicht aufgerufen. Dann hieß es, man solle nach Yutani gehen. Ich habe, mit Hideaki auf dem Rükken, den Karren dorthin gezogen. Aber nirgends war mein Mann. Ich bin auch zum Flußdeich gegangen, dorthin, wo die Boote ankamen. Ich bin dahin und dorthin gegangen, immer den Karren hinter mir herziehend. Hideaki verhielt sich dabei ganz still auf meinem Rücken.

Ich hoffte, daß er unverletzt heimkäme, aber er kam nicht. Er hat wohl auch nicht mehr den Mittagsimbiß gegessen, den ich Hisami mitgegeben hatte. Denn Hisami kam auch nicht heim.

In der Nacht war mir einsam zumute oder elend, ich weiß nicht, wie ich's ausdrücken soll. Ich dachte, vielleicht kommt er plötzlich heim, und habe nicht geschlafen, nur nach draußen geschaut. Ich hab trotz allem geglaubt, er würde heimkommen. Ich wünschte es mir so sehr. Ich weiß nicht, wie ich die Nacht beschreiben soll.

»Papa, da, da, bums!«

Am Morgen des Siebenten war ich wie gelähmt: Ich vermochte nichts zu tun. Ich ging zum Flußdeich hinterm Haus. Vielleicht kommt er heim, mit Verbrennungen, humpelnd . . ., habe ich gedacht.

Ich wußte nicht, was tun vor Unruhe. Ich habe Hideaki die Luftschutzhaube auf den Kopf gesetzt, habe ihn auf den Rücken genommen und bin in den noch von meinem Mann geflochtenen Strohsandalen nach Hiroshima gegangen, ihn zu suchen. Nach Ôshiba bin ich gelaufen und weiter bis zur Aioi-Brücke. Unterwegs habe ich immer am Flußufer nachgesehen, ob er nicht dort irgendwo mit dem Kopf im Wasser lag oder am Ufer hängen geblieben war.

Es war heiß unter der hochstehenden Sonne und die Stadt glühte von den Bränden: Hiroshima war eine Hitzehölle. Fabriken und Straßen brannten noch. Meine Strohsandalen zerrissen auf dem Heimweg und der Kleine auf meinem Rücken jammerte wegen der Hitze. Auf dem Rücken war's noch heißer als es sowieso war. Nach der Brust hat er verlangt, aber ich war völlig mit der Suche nach meinem Mann beschäftigt. So habe ich getan, als hörte ich nichts, und habe ihn im Gehen in den Schlaf zu wiegen versucht.

Als ich bis zur Aioi-Brücke gekommen war, stand da ein Polizist: »Was wollen Sie hier?« – »Mein Mann ist bei der Freiwilligen-Einheit und ist nicht nach Hause gekommen. Vielleicht liegt er irgendwo am Flußufer, hab ich gedacht, und bin ihn suchen gekommen.« Der Polizist hat mich abgewiesen: »Ab hier ist es gefährlich. Kein Durchgang! Mit einem kleinen Kind auf dem Rücken, da können Sie doch nicht weitergehen. Gehen Sie zurück!«

Mir blieb nichts anderes übrig; ich bin zur Sôtoku-Mittelschule nach Ôshiba gegangen, um ihn zu suchen. Beim Chôjuen-Park sah ich viele tote Soldaten einer Bautruppe. Sie lagen alle am Wasserrand ... Sie hatten Verbrennungen, die Augen waren aus den Köpfen getreten, die Leiber waren geschwollen und blau angelaufen. Die Haut hing ihnen in Fetzen von den Fingerspitzen herab. Es waren alles junge Leute um die zwanzig. Am Rücken waren ihnen die Uniformen weggebrannt, nur vorne war Stoff übrig. Es war ein jammervoller Anblick. Auch im Fluß schwammen viele Soldaten, von der Flut flußaufwärts getrieben.

Auf dem Flußdeich lagen welche, die lebten noch. Manche streckten die Arme aus, von denen die Hautfetzen herabhingen: »Mutter, Wasser bitte! Mutter hilf mir! Wasser!« Im Bambushain von Ôshiba lagen mehrere hundert Tote, auf dem Rücken oder mit dem Gesicht nach unten. Viele, viele junge Leute, das war schrecklich. Das Gefühl von damals kann ich nicht vergessen. Das war ein schlimmer Krieg. Sie taten mir so leid. Ich mußte weinen, ich konnte die Tränen nicht zurückhalten.

Ich hab überall gesucht, aber nirgendwo war mein

Mann. Im Schatten des Bambushaines von Ôshiba hab ich das Kind vom Rücken genommen und ihm die Brust gegeben. Es wurde schon dämmrig. Der ganze Bambushain war voll mit Toten und Verletzten. Überall hörte man sie stöhnen. Dann bin ich heimgegangen. Von den Strohsandalen hingen mir nur noch einzelne Schnüre an den Füßen, und zu Hause warteten die Kinder schon sehnsüchtig auf mich. Ich war total erschöpft.

Am Achten, morgens um 6 Uhr, habe ich Reisklöße gemacht zum Imbiß, habe ein zusätzliches Paar kurze Strohsandalen eingepackt und habe Teruo, der damals in die 2. Klasse der Grundschule ging, gesagt: »Ich geh Vater suchen. Paß gut aufs Haus auf!« Er hat ganz allein das Haus gehütet. Damals waren ja alle im Dorf vom Unglück betroffen.

Bis Hiroshima ist es weit. Heute geht niemand den Weg zu Fuß, aber damals habe ich meinen Mann gesucht und habe weder den weiten Weg noch die Hitze gespürt, und das alles mit dem Kind auf dem Rücken ... Hideaki hat dauernd »Heiß, heiß«, und »Trinken, trinken« gejammert, und ich habe ihn zu beruhigen versucht, während ich den Fluß entlangging und überall auf dem langen Weg nachsah: Vielleicht ist er irgendwo hängen geblieben – bis hierher ist er vielleicht mit der Flut heraufgetrieben worden. Es waren schrecklich viele Leichen. Darauf sammelten sich die Fliegen. Das war eine grausame Art zu sterben. Vielleicht ist mein Mann dabei, habe ich gedacht, und habe viele, viele Leichen angesehen.

»Heiß! Trinken!« Hideaki jammerte die ganze Zeit: »Papa, da, da, bums!« sagte er und streckte die Arme aus. Ich hab ihm gesagt: »Papa ist bei dem Bums verschwunden. Komm, komm, wir suchen ihn. Nicht weinen! Es ist heiß, ich weiß schon.« Während ich ihn zu beruhigen versuchte, sagte er immer wieder: »Papa, da, da, bums!« Wenn er »bums« sagte, strampelte er jedesmal mit den Beinen und streckte die Arme aus. Auch am Neunten bin ich von morgens früh an suchen gegangen, mit Hideaki auf dem Rücken und seinem »Papa, da, da, bums«.

Damals war ich die einzige, die mit einem kleinen Kind auf dem Rücken suchen gegangen ist. Es gab viele Frauen, die kleine Kinder hatten, als sie Witwen wurden, aber in den anderen Familien gab es Großeltern, die auf die Kinder aufpassen konnten. Bei mir war niemand. So blieb mir nichts anderes, als den siebenjährigen Teruo das Haus hüten zu lassen und den Kleinen auf dem Rücken mitzunehmen beim Suchen. Die Nachbarn haben sich gewundert, wie ich das schaffe mit dem Kind auf dem Rücken.

Wenn ich in der Abenddämmerung nach Hause zurückkehrte, war ich total erschöpft. »Vater ist nicht heimgekommen ...« habe ich zu Teruo gesagt, der das Haus gehütet hatte, und habe ihn an mich gedrückt. Ich konnte mich nicht beherrschen und habe geweint. Drei Tage lang habe ich gesucht, aber er war nicht zu finden. Da war nichts zu machen.

Von der Feldarbeit verstand ich nichts

Auch nach drei Tagen Suche habe ich ihn nicht gefunden, und heimgekommen ist er auch nicht. Damals kam er nicht heim, dann kommt er jetzt auch nicht mehr. Hätte ich ihn, egal wie, noch einmal gesehen, dann hätt ich Ruhe gefunden, aber nichts ist von ihm übrig. Drei Tage Suchen waren vergebens. Ich habe nichts gefunden. Das beschäftigt mich immer noch weiter.

Die Leute sagen: »Es hat keinen Zweck, zu Toten zu sprechen.« Aber das glaube ich nicht. Ich rede mit Vater, der nicht heimgekehrt ist: »Ich bin dich mehrmals suchen gegangen, aber ich habe dich nicht gefunden. Entschuldige bitte.« So rede ich zu dem Photo. Aber es kommt keine Antwort. »Wo bist du jetzt? Es muß schlimm gewesen sein damals für dich.«

Wenn ich sein Photo anschaue oder vor den Hausaltar trete, dann kommen mir ganz von selbst die Worte heraus: »Du, fühlst du dich nicht einsam? Ich schaue dir zu. Du bist nicht allein ...« Das sage ich zu ihm vor dem Photo. Auch heute noch rede ich zu ihm, so, als hätten wir uns erst gestern getrennt.

Wenn ich ständig über den Toten rede, denkt man vielleicht, ich brauchte einen Mann. Aber hätte ich nicht mit ihm so geredet, dann hätte ich nicht bis heute durchhalten können. Am Morgen des Sechsten ist er aus dem Haus gegangen und nie mehr heimgekehrt. Der Mensch, auf den ich mich verlassen hatte, ist plötzlich verschwunden. Ich wundere mich über mich selbst, daß ich's bis hierher geschafft habe. Ich hab's im Gespräch mit dem Photo meines verstorbenen Mannes geschafft.

Die erste Zeit war ich zu keiner Arbeit fähig. Als ich zu mir kam, war das Feld voller Unkraut. Die Gurkenpflanzen waren verdorrt. Ich wußte nicht was tun, und hab hin und her überlegt. Ich wünschte mir, die Kinder so zu erziehen, so groß zu bekommen, daß man nicht heimlich über sie spricht. »Das ist das Kind einer Witwe, ein unsympathisches Kind« – das sollte man nicht über sie sagen können ... Ich habe den Kindern gesagt: »Auch wenn euer Vater nicht mehr lebt, er schaut euch zu, aus dem Grab heraus. Werdet anständige Menschen, die anderen Leuten keinen Ärger machen ...«

Seiji, der die Eisenbahnerschule in Mihara besuchte, kam mehrere Tage nach der Atombombe plötzlich heim: »Papa ist tot. Ich bin der älteste Sohn. Von jetzt an muß ich mich ums Haus kümmern. Ich habe mich bei der Schule abgemeldet.« Ich bekam einen Schreck, weil's so plötzlich war: »Du hättest besser erst die Schule fertig gemacht.« Ich hätte es besser gefunden, wenn er die Schule ordnungsgemäß abgeschlossen hätte. Ich war zwar froh, daß er an Vaters Stelle treten wollte und deshalb zurückgekommen war, aber fürs Fäkalienholen war er noch zu klein. Körperlich war er noch nicht so weit; das konnte man ihm nicht zumuten. Aber trotzdem war ich dankbar, daß er »an Papas Stelle treten« wollte.

Tag und Nacht habe ich mir den Kopf zerbrochen, wie ich die drei Kinder großkriegen soll, bis sie auf eigenen Beinen stehen würden. Ich habe mich abgerackert, daß sie nicht auf Abwege kamen und anderen Leuten keinen Ärger bereiteten.

Die Feldarbeit fiel mir sehr schwer. Als mein Mann noch lebte, habe ich mich bei der Arbeit nach ihm gerichtet. Als ich dann allein war, wußte ich nicht, wie die Arbeit einzuteilen war. Mein Mann hatte oft den Ochsen eingesetzt, aber damit wurde ich nicht fertig. Mir blieb nichts anderes übrig, als den Acker mit der Hacke umzugraben.

Auf dem anderen Ufer des Ôtagawa – die Gegend gehört heute zur Gemeinde Kôyô – hatten wir 1 Tan und 5 Se Reisfelder. Es gab dort keine Brücke, und mein Mann war immer mit dem Boot hinübergerudert zur Feldarbeit. Das konnte ich nicht. Da mich niemand rüberruderte, bin ich mit der Fähre übergesetzt und habe die Felder bestellt.

Wenn ich unter solchen Mühen genug Reis geerntet hatte, um alle satt zu bekommen, dann mußte ich alles an das Amt abliefern. Das war bitter. Da wäre ich lieber tot, wie Vater, habe ich gedacht. Ich habe mich so geärgert darüber, ich mußte weinen.

Die Kinder waren klein und konnten nicht Fäkalien holen. Und ohne Dünger konnte ich schließlich nicht mal so viel ernten, wie für uns selbst nötig war. Wegen der dauernden Abgaben blieb kaum was zum Essen übrig. Ich hab mich so geärgert, es war so bitter: ich weiß nicht, wie oft ich geweint habe.

Das Beste von der Ernte mußten wir abliefern. Übrigblieb nur minderwertiges Zeug. Mit Kindern im Alter, wo sie viel essen, da gibt's nichts Schlimmeres, als nicht genug zu essen zu haben.

Wir bekamen schlechte Kartoffeln und ausländischen Reis zugeteilt. Das sollten wir statt des eigenen, guten Reises und der Gerste essen. Ja, einmal haben wir auch verschimmelte Rosinen bekommen. Hätten wir die Rosinen weggeworfen, dann hätten wir nichts zu essen gehabt. So haben wir sie gekocht und gegessen. Aber man bekam das verschimmelte Zeug kaum runter.

Irgendwann wurden auch gesalzene Makrelen zugeteilt. Da haben wir was Gutes bekommen, dachte ich. Aber als ich den Fisch aufschnitt, war er voller Maden. Ich hatte mich so darauf gefreut, den Kindern einen Fisch zu essen zu geben ... Auch wenn's damals nichts zu essen gab: Eine Makrele voller Maden kann man nicht essen.

Weil die Kinder tüchtig aßen, reichte es nie. Als wir kleine Kartoffeln bekamen, habe ich sie gekocht und mit Salz den Kindern zu essen gegeben. Als wir viele Kürbisse geerntet haben, habe ich Kürbis gekocht, einen Teig aus Weizenmehl gemacht und den Kürbis in diesem Teig gebraten. Oder ich habe den Kürbis zerstampft, den Brei in einen Teigmantel gefüllt und die Klöße gedämpft. Das gab's dann tagelang. Vorübergehend litten ich und auch die Kinder an Mangelerscheinungen und sind abgemagert. Fast zehn Jahre nach der Atombombe haben wir nichts Anständiges gegessen. Ich wundere mich, daß wir das überlebt haben.

Bis Hideaki, der Kleinste, zehn wurde, war's sehr mühsam. Schon allein das Essen zu besorgen, mit allen möglichen Tricks, das war eine schwere Aufgabe. Ich wollte nicht, daß sie hungern müßten und sich deshalb vielleicht an fremder Leute Habe vergriffen. Das war mein einziger Gedanke, wenn ich für sie was zu essen besorgte.

In zerlumpten Kleidern habe ich mich angestrengt, die Kinder groß zu ziehen und die Feldarbeit zu besorgen. Ich bin nie irgendwo hingegangen. Wurde ich eingeladen mitzugehen, konnte ich nicht mit. Ich habe mir auch keine Kleider genäht. Wenn man sich gut kleidet, kann man nicht auf dem Feld arbeiten. Wegen des Krieges ging's uns schlecht. Wegen des Krieges haben wir ein mühsames Leben gehabt.

Wenn ich Gemüse anbaute, kam nichts raus, was man verkaufen konnte. Die Schwarzwurzeln waren dünn wie Eßstäbchen. Es konnt ja nichts werden, weil ich nicht genug Dünger und Kompost dazugab.

In der Nachbarschaft wohnte jemand, der hatte die Landwirtschaftsschule in Saijô (Präfektur Hiroshima) besucht. Ihn habe ich gefragt, was zu tun wäre, damit die Ernte besser würd: »Die Schwarzwurzeln wollen nicht richtig wachsen.« Da hat er gesagt: »Der Boden ist ausgelaugt. Der Boden ist nicht mehr fett genug.« Ich gab kaum Fäkalien zu, und kaufen konnte ich auch keinen Dünger. So war seit dem Tag der Atombombe kein Dünger mehr in die Erde gekommen; kein Wunder, daß der Boden unfruchtbar war. Das Gemüse gedieh nicht, dafür breitete sich das Unkraut aus. Das war halt die Landwirtschaft einer Witwe. Sogar das Unkraut war gegen mich.

Heute bebaue ich zusammen mit meiner Schwiegertochter 1 Tan und 5 Se Gemüsefelder. Ich kann nicht mehr so arbeiten wie früher. Aber wenn ich im Haus sitze, mache ich mir Sorgen um die Felder. Auch an Regentagen fällt's mir schwer, im Haus zu bleiben. Es ist mir zur Gewohnheit geworden, draußen zu arbeiten. So geh ich auch an Regentagen aufs Feld.

Die Kinder sagen: »Bleib doch zu Hause. Kümmere dich nicht ums Feld.« Aber das kann ich nicht. So lang ich lebe, werde ich arbeiten. Die Arbeit ist mir in Fleisch und Blut übergegangen. Die Arbeit sitzt mir tief im Körper. Wenn man mir sagte, ich brauchte nicht mehr auf dem Feld zu arbeiten, dann wär's am nächsten Tag aus mit mir. So lang ich arbeiten kann, arbeite ich.

Ich erzähle meinen Enkeln von meinem verstorbenen Mann. Wenn ich den Enkeln ein Taschengeld gebe, sag ich dabei: »Das Geld kommt von eurem Opa, der gibt euch das. Geht zum Opa und bedankt euch schön!« Die Enkel verstehen das und gehen zum Hausaltar, legen die Hände zusammen und sagen: »Lieber Opa, durch dein Opfer haben wir dies Geld bekommen. Wir danken dir.«

Das Grab ist leer. Ich hab ihn nicht finden können, keine Leiche, keine Asche. Damals ist er nicht heimgekehrt, da kommt er jetzt auch nicht mehr heim. Ich hab es aufgegeben.

Vielleicht ist er trotzdem hierher (zu den Gräbern der Familie) zurückgekehrt. Er hat ja keinen Ort, wo er sonst hingehen könnte. Ja, das war wirklich ein schlimmer Krieg.

Ich glaube, mein Mann ist dort, wo ich so bete, auch jetzt. Noch heute morgen hab ich ihm blühenden Raps ans Grab gebracht.

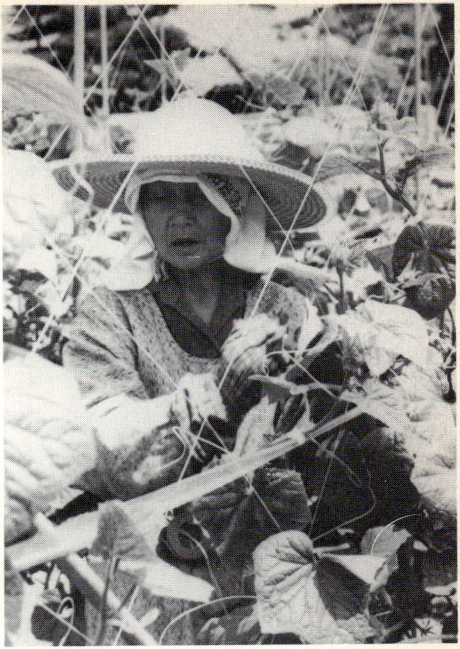

Takasaki Haru

Wir machen uns gegenseitig Mut

»Vaterlandslose Gesinnung«

Ich bin im Kreis Saeki geboren, in Tsubuse, Gemeinde Minuchi, heute Gemeinde Yuki. Unser Hof war nicht besonders groß, aber wir waren Grundbesitzer und bebauten 5 Tan selbst. Meine Mutter hatte was an den Beinen und konnte schlecht gehen. Mein Vater kam aus der Gemeinde Kuchi im Kreis Asa. Er war als Schwiegersohn in die Familie adoptiert worden und widmete sich der

Landwirtschaft. Im Haus waren noch vier oder fünf fremde Arbeitskräfte, Knecht, Burschen und Mägde. Sie machten die ganze Arbeit in der Landwirtschaft und im Haus. So erinnere ich mich nicht, als Kind auf dem Feld gearbeitet zu haben.

Die Mägde bekamen im Mai Arbeitskleidung für das Auspflanzen der Reissstecklinge, zum Totenfest einen leichten Sommerkimono, zu Neujahr einen Feiertagskimono. Lohn gab es keinen Pfennig. Sie bekamen eben ihre Aussteuer mit, wenn sie heiraten würden. Damals gingen viele Mädchen im Dorf als Magd auf fremde Höfe. Die Knechte bekamen auch keinen Lohn. Sie bekamen zu essen, und dazu Reiszuteilungen.

Ich wurde am 17. Februar 1902 geboren. Ich hatte einen älteren Bruder, der hat das Lehrerseminar in Hiroshima absolviert und war Lehrer an der Grundschule Miyauchi (Kreis Saeki). Er ist mit achtundzwanzig bei einer Grippeepidemie gestorben. Ich war gesund und habe bis zur 3. Klasse die Zweigschule in meinem Dorf besucht, bin dann weiter auf die eine Meile entfernte Grundschule in Minuchi gegangen und habe sie bis zur 6. Klasse besucht. Nach Abschluß der Schule bin ich auf die Höhere Grundschule in Minuchi gegangen. Auf die Höhere Grundschule zu gehen, das war damals etwa so, wie heute auf die Universität zu gehen. In meinem Jahrgang sind nur drei Mädchen auf die weiterführende Schule gegangen. Die anderen sind alle nach dem 6. Schuljahr Mägde geworden. Nach der Höheren Grundschule habe ich Kimono-Schneiderei in Hiroshima-Teramachi gelernt.

Damals fuhren viele Boote den Ôtagawa auf und ab. Ich bin im Frühjahr meines sechzehnten Lebensjahres mit einem Boot, das eine Menge Brennholz und Holzkohle geladen hatte, nach Hiroshima gefahren. In der Nähe von Teramachi habe ich ein Zimmer gemietet und habe zwei Jahre lang Schneiderei gelernt. Wenn ich in den

Ferien nach Hause fuhr, nahm ich die Bahn Richtung Kabe und stieg am Bahnhof Furuichibashi aus. Von dort fuhr ich manchmal mit einer von Hunden gezogenen Rikscha heim. Da ich aber sparsam mit dem Geld umgehen mußte, bin ich oft auch zu Fuß gegangen. Vom Bahnhof Furuichibashi aus ging ich nach Kuchi, über den Hagiwara-Paß. Das waren 5 Meilen immer wieder bergauf bis nach Hause, im Kimono, mit Holzsandalen an den Füßen ... An Schneetagen war der Saum des Kimono hartgefroren. Aber ich gehörte noch zu den Glücklichen, weil ich nach Hiroshima zum Schneidern lernen gehen konnte.

1932 hab ich hierher geheiratet. Dies hier war auch eine Grundbesitzerfamilie. Auf den Trockenfeldern haben wir viel Hirse angebaut und auch viel Rettich und Karotten für den Verkauf. Da waren wir sehr beschäftigt.

Mein Mann hieß Masaru, ein ruhiger, ehrlicher Mensch, der nichts Überflüssiges redete. Er muß 1903 geboren worden sein. Ich habe drei Kinder großgezogen. Der Älteste war Yutaka. Als er in die 3. Klasse der Landwirtschaftsschule in Saijô ging, kam er einmal nach Hause: »Mutter, ich gehe auf Empfehlung der Schule zum Vorbereitungstraining (für die Ausbildung zum Marineflieger).« Ich war der Meinung, er sollte wenigstens die Schule richtig beenden, und bin sofort zur Schule gegangen: »Bitte sagen Sie meinem Sohn nicht, er solle sich für das Vorbereitungstraining melden; lassen Sie ihn erst mal die Schule abschließen!« Später hat mir Yutaka erzählt, der Lehrer habe ihm gesagt: »Deine Mutter hat eine vaterlandslose Gesinnung.« Das war gut, daß ich eine vaterlandslose Gesinnung hatte. Hätte ich ihn damals zum Vorbereitungstraining gehen lassen, dann wäre Yutaka heute nicht mehr am Leben.

Meine älteste Tochter Miyoko hatte die Höhere Mädchenschule absolviert und machte, als die Atombombe fiel, die Schreibarbeit für die Schülerbrigade »Morgenröte«. Sie war der Grundschule Kawauchi zugeteilt. Meine zweite Tochter Fumie arbeitete im Schülereinsatz bei der Postsparkasse Hiroshima. Sie war von der Atombombe direkt betroffen.

Mein Mann war Vorsitzender der Nachbarschaftsvereinigung. Am Morgen des Sechsten hat er alle versammelt, und sie sind mit den Abbruchwerkzeugen auf der Schulter losmarschiert. »Heute ist der letzte Tag. Bis Mittag sind wir fertig, da kommen wir früh heim ...« Alle waren in bester Laune ... Auch die Mädchen aus dem Dorf waren fröhlich beim Weggehen: »Heute werden wir fertig! Dann gehen wir ins Kino!« Niemand ahnte an jenem Morgen, daß etwas so Schreckliches wie die Atombombe auf sie wartete. Ich erinnere mich noch ganz deutlich an die Stimmen: »Also dann!« – »Auf geht's!«

Meine Tochter kam heim, blutverschmiert

Nachdem ich meinen Mann verabschiedet hatte, habe ich in der Küche aufgeräumt und bin aufs Feld vorm Haus gegangen. Wir bauten damals viel Hirse an. Ich habe an jenem Morgen mit der Hacke die Erde an den Wurzeln aufgeschüttet. Erst kam ein blitzähnliches Licht, zehn Minuten* später ein großer, dumpfer Knall. Damals waren viele Petroleumkanister aus der Stadt in den Hachiman-Schrein hier in der Nähe ausgelagert: Vielleicht sind die Kanister explodiert, dachte ich.

Als ich ins Haus kam, war alles durcheinander. Die Schiebetüren waren umgeworfen, die Zimmerdecke nach oben gedrückt. Ich hatte für Yutaka einen Schattentisch** hingestellt. Der war schwarz von Staub und Ruß,

* Offensichtlich ein Erinnerungsfehler.

** Wenn ein Mitglied der Familie auf Reisen oder im Krieg war, wurden die vom Strohdach runtergekommen waren. Etwa um 10 Uhr wurde durch den Lautsprecher bekannt gegeben: »Die Freiwilligen-Einheit von Kawauchi scheint vollständig umgekommen zu sein.« Ich habe mich mit den Nachbarn unterhalten: »Das kann doch nicht sein, daß alle umgekommen sind!« Wir konnten uns nichts anderes vorstellen, als daß Brandbomben gefallen waren.

Um 11 Uhr kam Fumie blutverschmiert heim. Sie war in der 4. Klasse der Shintoku-Mädchenoberschule und hatte mit dem Schülereinsatz in der Postsparkasse gearbeitet. Ihre Arbeitsstelle war im vierten Stock des Nebengebäudes des Kaufhauses Fukuya. Dort war sie ganz nahe bei der Explosionsstelle. Alle dort haben schlimme Verletzungen abbekommen. Fumie ist mit einer Freundin aus Hesaka zusammen in Richtung Bahnhof Hiroshima geflohen und dann weiter nach Osten. Wäre sie damals nach Westen geflohen, wäre sie in den Flammen umgekommen.

Kopf und Schulter waren übersät mit Glassplittern. Sie und ihre Freundin hatten sich gegenseitig gestützt auf dem Heimweg. Das Blut ihrer Freundin klebe an ihr, erzählte sie. Sie sah schlimm aus. »Gut, daß du heimgekommen bist.« – »In Hiroshima ist es schrecklich.« Während ich Fumies Wunden versorgte, kamen laufend Menschen mit Verbrennungen am Haus vorbei: Die Haut hing ihnen in Fetzen herab, sie sahen wie Gespenster aus.

Es wurde Abend, aber mein Mann kehrte nicht heim. Ich habe gewartet und zu mir gesagt: »Er wird den Verletzten beistehen oder den Leuten bei der Flucht helfen. Deshalb kommt er nicht heim ...« Leute aus Nakachôshi fuhren mit Booten los, um den Verletzten zu helfen. Sie

früher – ähnlich wie für die Toten im Hausaltar – auf einem gesonderten Tischchen, dem »Schattentisch« (kagezen), kleine Portionen der von den Daheimgebliebenen gegessenen Speisen hingestellt, womit der Wunsch verbunden war, der Abwesende möge gefahrlos reisen und genügend zu essen haben.

holten die bis zum Flußdeich von Misasa Geflohenen ab. Es hieß, daß er vielleicht mit dem Boot zurückkomme. Ich habe einen Kimono zum Umziehen und Verbandzeug und sowas auf einen Karren gepackt und wollte gerade losgehen, da gab's Luftalarm. Als Entwarnung gegeben wurde, und ich mich zum zweiten Mal zum Losgehen fertig machte, gingen wieder die Sirenen ... Das war eine unbeschreibliche Nacht. Mit den Booten kamen zwei oder drei, die atmeten noch, dazu etwa zehn Leichen. Aber mein Mann war nicht dabei. Die Leute von Nakachôshi meinten: »Was mit den anderen ist, wissen wir nicht.« In dieser Nacht habe ich, unter der verdunkelten Lampe, und immer wieder aufgeschreckt durch Luftalarm, Fumie gepflegt.

Am nächsten Tag bin ich meinen Mann suchen gegangen. Unterwegs hab ich Menschen gesehen, die wie Gespenster dahergingen. Und am Wegrand lagen überall schwarzgebrannte Leichen. Sie waren alle aufgequollen und sahen aus wie die großen Wächterfiguren am Tempeleingang. Wenn ich in die Luftschutzunterstände hineinsah, da lagen sie quer übereinander, tot. Dazwischen waren auch welche, die noch atmeten und um Wasser baten. Der Fluß war voll mit aufgequollenen Leichen. Viele tote Kinder waren dabei, im Alter von Mittelschülern ... Dort, wo eine Treppe zu einer Schiffsanlegestelle hinunterführte, lagen die Leichen übereinander: Sie hatten wohl versucht zu trinken und waren dabei gestorben. Das war ein schrecklicher Anblick.

Die Freiwilligen-Einheit meines Mannes hatte ihre Imbißkästen im Tempel Seiganji in Nakajima-Shinmachi gelassen und war mit dem Abreißen von Häusern beschäftigt gewesen, um Brandschneisen zu schaffen. Ich wollte unbedingt dort suchen, wo mein Mann gearbeitet hatte, und bin in die Innenstadt gegangen. Aber es war der Ausnahmezustand erklärt worden, und man kam nicht durch. Ich habe gesagt, worum es ging, und durfte hinein.

In der Nähe des Seiganji lag Fujioka Tatsujirô, der Mann von Fujioka Kiyono. Mit einem verkohlten Stück Holz habe ich auf einen Stein neben der Leiche »Fujioka Tatsujirô« geschrieben. Nahebei lag ein Mann, der noch atmete. Ich habe ihn gefragt: »Wie heißen Sie? Sagen Sie mir, wie Sie heißen. Ich schreib Ihren Namen auf.« Immer wieder habe ich ihn gefragt, aber er hat nichts gesagt. Während des ganzen 7. August habe ich meinen Mann nicht gefunden. Als ich im Dunkeln heimging, brannte das Reislager in Misasa lichterloh.

Am nächsten Tag bin ich früh morgens losgegangen, besessen von dem Gedanken, meinen Mann zu suchen. Die Leichen waren alle gleicherweise schwarzgebrannt. Ich habe gedacht: Ich kann noch so viele Leichen ansehen, ich werde ihn nicht herauskennen. Da ist mir eingefallen, daß seine Finger eine Besonderheit aufwiesen: seine Fingernägel waren gespalten und hatten Risse. Ich hab also beim Suchen auf dieses Erkennungszeichen geachtet. Aber auch nach einem halben Tag Suchen hab ich ihn nicht gefunden. Es waren tausende, zehntausende von Leichen. Ich bin erschöpft am Rande der heißen Straße hingesunken und war verzweifelt. Ich wollte weinen, aber die Tränen kamen nicht raus. Mir war so traurig zumute, daß ich nicht weinen konnte. Am liebsten hätte ich mit lauter Stimme »Vater!« hinausgeschrieen.

Arbeit für den Witwenverein

Auch nach drei oder vier Tagen Suche habe ich meinen Mann nicht gefunden. Er war wohl zum Fluß geflohen, und die Leiche war mit der abziehenden Flut ins Meer hinausgetrieben, wo sie niemand finden konnte. So habe ich versucht, mich in mein Schicksal zu fügen, aber das war kein Schicksal, in das man sich fügen konnte.

Da er verschwunden blieb, haben wir auch keine Begräbnisfeier abgehalten. Wenn ich erschöpft vom vergeblichen Suchen ins Dorf zurückkam, sah ich, wie die anderen am Flußufer die Leichen einäscherten und die Flammen zum Nachthimmel aufstiegen. Ich hatte nichts zu verbrennen.

Anfang September kam Yutaka heim, der bei der Marine auf der Insel Shôdoshima gewesen war. Er hatte keine Ahnung davon, daß sein Vater vermißt war. Er war damals neunzehn Jahre alt. Als Yutaka heimkam, bekam ich wieder Lust zu arbeiten.

Damals dienten Fäkalien als einziger Dünger. Ging man nicht Fäkalien holen, dann wuchs nichts richtig. Man mußte in der Nacht um 1 oder 2 Uhr aufstehen, um Fäkalien zu holen. Wir haben entfernte Verwandte in Ujina; dort haben wir Fäkalien bekommen, jeweils drei Kübel. Yutaka ist allein mit dem Karren losgegangen und ich bin ihm bis zur Brücke Furuichibashi entgegengegangen, um den Karren hinten zu schieben. Während ich den Karren schob, habe ich gedacht: Yutaka zieht den Karren, ohne sich je zu beschweren; ich bin ihm so unendlich dankbar dafür. Meine Arbeit war es, hinterher die Kübel zu reinigen. Ich hab sie sauber gewaschen und für den nächsten Morgen bereitgestellt. Als wir mit unseren Nachbarn, den Nishimotos, gemeinsam ein Pferd kauften, wurde es etwas leichter. 1952 haben wir dann ein dreirädriges Auto gekauft. Von da an brauchten wir nicht mehr schon in der Nacht aufzustehen, und ich brauchte auch nicht mehr hinten zu schieben. Die ersten drei Jahre nach der Atombombe war die Ernte schlecht. Und die ersten zehn Jahre lang war es wirklich mühsam.

1949 habe ich Miyoko verheiratet. 1950 haben wir für Yutaka eine Frau bekommen. Auch Fumie hat kurz darauf geheiratet, das heißt, daß ich mitten in der schlimmen Zeit zwei Töchter verheiratet habe. Damals bekam man nur wenig Sake und Kleider zugeteilt. Da konnte ich meinen Töchtern keine ordentliche Hochzeit ausrichten. Aber als Witwe habe ich mich halt mehr angestrengt als andere, so daß ich dann doch irgendwie meine Elternpflicht erfüllt habe.

Yutaka hat tüchtig gearbeitet. Es war ja niemand anders da, der die Feldarbeit machen konnte. 1950 ist er Vorsitzender des Dorfjugendvereins geworden und auch Gemeinderat, trotz seiner Jugend. Ich selbst habe mich um die Organisation des im April 1949 gegründeten Witwenvereins gekümmert. Wir haben den Verein »Weiße Pflaumenblüte« genannt. Vorsitzende war Nishimura Chiyono, heute fünfundachtzig Jahre alt, stellvertretende Vorsitzende war ich. Später bin ich dann Vorsitzende geworden.

Vermittlung von Heimarbeit, damit Bargeld ins Haus kommt, Sammlung von Spenden und Kredithilfe: Bei solchen Sachen fungierte die Witwenvereinigung als Bürge. Wir haben uns gesagt: »Wir wollen mal raus aus dem Haus und uns austoben«, und sind zusammen ans Meer gefahren, um bei Ebbe Muscheln zum Essen zu suchen, oder wir sind nach Beppu zu den heißen Quellen gefahren. So half der Verein den Witwen sowohl materiell als auch seelisch. Für die Frauen, die durch die Atombombe ihre Männer verloren hatten, war der Witwenverein die einzige Abwechslung.

Ich habe mich auch um den Buddhistischen Frauenverein beim Tempel Jôgyôji gekümmert. Jeden Monat am Sechsten, dem Gedenktag, haben wir uns versammelt, und der Priester hat die Sutren gelesen. Der Schmerz über den Verlust des Mannes wird durch Sutralesen nicht gemildert, aber in den Tempel zu gehen, dort mit den anderen Witwen zusammenzusitzen und miteinander zu reden, das war für mich eine große Stütze. Die anderen schlagen sich durch, dann muß ich auch für die Kinder weiterleben, hab ich gedacht. Oder als ich hörte, wie andere ihre Töchter verheirateten, da hab ich mir gesagt, daß ich nicht zurückstehen will. So war der monatliche Gedenktag für mich ein Tag der Aufmunterung.

Da die Atombombe unser Leben total verändert hatte, und wir alle vom gleichen Schicksal betroffen waren, haben wir uns gegenseitig gestützt und ermuntert. Wir alle haben Landwirtschaft getrieben, so haben wir's irgendwie geschafft. Heute sind wir alle glücklich. Ich arbeite mit meiner Schwiegertochter auf dem Feld und meine alten Tage sind heiter und schön. Für einen alten Menschen auf einem Bauernhof gibt's nichts besseres, als die Arbeit zu tun, die er mag und die er gewohnt ist.

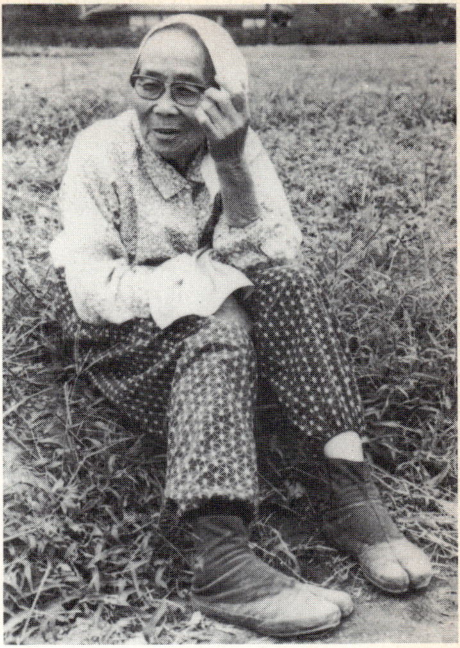

Matsumoto Midori

Immer noch schlaflose Nächte

Gekochte Bohnen als Imbiß

Heute bin ich gerade dabei, den Spinat zu bündeln. Ich wurde am 8. April 1898 geboren und werde dreiundachtzig. Aber ich arbeite noch jeden Tag fleißig auf dem Feld. Ich bin an die Feldarbeit gewöhnt, ich kann nicht anders. Meine Schwiegertochter sagt, ich solle mich ausruhen, aber ich möchte arbeiten, so lang ich noch arbeiten kann.

Einmal im Monat erlaube ich mir, nach Hiroshima ins Kaufhaus Sogô zu gehen. Ich bummle gerne im Kaufhaus. Beim Weggehen sage ich jedesmal: »Macht euch keine Sorgen, ich passe schon gut auf.« Dann geh ich los.

Meinen Namen Midori schreibt man eigentlich mit ziemlich schwierigen Schriftzeichen, aber alle sagen: das ist zu umständlich. Deshalb schreibe ich meinen Namen gewöhnlich mit den normalen Schriftzeichen. Mein Geburtsort ist Kogomori, Gemeinde Fuchû, im Kreis Aki. Mein Vater arbeitete im Hauptpostamt Hiroshima. Ich war die älteste Tochter und hatte noch zwei jüngere Brüder. In meiner Kindheit hab ich nie auf dem Feld gearbeitet.

Geheiratet habe ich im Herbst 1915. Ich war damals achtzehn Jahre alt. Einer unserer Verwandter in Midorii hat zu mir gesagt: »Das ist eine angenehme Familie. Geh dahin!« Da habe ich hierher geheiratet. Als ich herkam, war ich überrascht, daß die Familie so viel Kyôto-Kohl anbaute. Sie haben auch viel Getreide angebaut. Sie hatten 2 Tan Reisfelder und 5 Tan Trockenfelder und haben darauf Gerste und Hirse angebaut. Manche Feldfrüchte hatte ich auch noch nie gesehen. Beim Aussäen gelang es mir nicht, die Körner geschickt auszustreuen, da habe ich beinahe geweint. Auf den 2 Tan Trockenfeldern hinter dem Flußdeich haben wir Indigo und auch Hanf angebaut. Im Sommer wuchs der Hanf hoch und dicht, und die Wege zwischen den Hanffeldern waren richtig dunkel. Alle Familien hier haben viel Hanf angebaut. Gerste wurde damals auch viel angebaut.

Auf jeden Fall hatte ich große Schwierigkeiten mit der ungewohnten Arbeit. Anfangs kannte ich nicht mal die Namen von manchen Feldfrüchten. Ich stand vor Tagesanbruch auf, so daß ich gar nicht wußte, ob ich überhaupt schon geschlafen hatte. In allen Familien war viel zu tun, und wenn man nicht arbeitete, wurde man ausgelacht. Bis ich mich dran gewöhnte, habe ich beim Arbeiten manchmal noch geträumt und bin deswegen von meinem Mann geschimpft worden. Aber da ich von der Arbeit keine Ahnung hatte, war's doch ganz selbstverständlich, daß ich träumte.

Wir haben Reis mit Gerste gemischt gegessen. In dieser Familie lebten wenig Leute – Großvater Heisuke, Schwiegervater Saichi, mein Mann und ich, zusammen vier Menschen –, und das Essen war besser als anderswo. Nach dem Essen haben wir immer sofort Unkraut gejätet. Mein Mann hieß Shigeo und war fünf Jahre älter als ich. Bei der Atombombe war er dreiundfünfzig. Er war ein ausgeglichener Charakter und war auch Gemeinderatsmitglied. Er hörte gut zu, wenn man was sagte, und genoß das Vertrauen der anderen.

Am Sechsten morgens hat mein Mann zu mir gesagt: »Alle arbeiten so gut mit in der Freiwilligen-Einheit. Kannst du einen großen Topf Bohnen kochen? Die möchte ich als Dank für die anderen mitnehmen.« So habe ich einen großen Topf Bohnen gekocht und mit Salz gewürzt.

Er war bei der Einheit für die Organisation verantwortlich und hat die Leute gesammelt und dem Amt Meldung erstattet. Da war er sehr beschäftigt. Weil er kaum Zeit hatte, auf dem Felde zu arbeiten, habe ich mich um so mehr angestrengt. Mein Mann war sehr hilfsbereit, und da hat er sich umgekehrt auch über die bereitwillige Mitarbeit der anderen gefreut. Er ist morgens früh mit den gekochten Bohnen losgezogen.

Weil mein Mann an jenem Tag früh losgegangen ist, habe ich auch vom frühen Morgen an auf dem Reisfeld Unkraut gejätet. Der Reis stand gut. Während des Jätens sah ich auf und beobachtete eine B 29. Mir war unheimlich zumute: Wenn von dem Flugzeug Bomben abgeworfen werden ... Gerade in diesem Moment gab's einen Blitz und gleich darauf einen dumpfen Knall. Ich hab mich mitten im Reisfeld auf den Bauch geworfen. Was war das? Als ich verwirrt dastand, rief meine Nachbarin Fujioka Kiyono zu mir herüber: »Ein solches Haus wie eures habe ich noch nie gesehen. Es ist schief und krumm!«

Ich bin schnell nach Hause gerannt. Die Möbel waren umgestürzt und die Fensterscheiben zerbrochen. Die Zimmerdecke war hochgedrückt worden. Das sah so schlimm aus, da konnte ich gar nichts machen. Dann habe ich gedacht: Wenn mein Mann nach Hause kommt, bringt er schon alles wieder in Ordnung. Als ich vor das Haus trat und nach Hiroshima hinüberblickte, da war es dort ganz dunkel. Von unten, aus Hiroshima, kam eine weiße Tüte* langsam zu uns rübergeflogen. Die Nachbarn liefen umher und redeten durcheinander: Was ist passiert? Ich konnte nicht mehr weiterarbeiten. Ich hatte auch keine Lust, ins Haus zu gehen.

Unser ältester Sohn Shigeyuki war im Krieg, es hieß, er sei auf den Philippinen. Unser zweiter Sohn Toshio war in der Hiroshima-Division Soldat, war aber damals gerade wegen einer Krankheit in ein Krankenhaus in Ôda in der Präfektur Shimane evakuiert. So hat er die Atombombe nicht erleben müssen. Damals waren nur mein Mann und ich zu Hause. An jenem Tage war ich also ganz allein im Haus und konnte mit dem Durcheinander nicht fertig werden.

Im Traum kehren mein Mann und mein Sohn zurück

Gegen Mittag kamen die ersten Verletzten zurück, und gegen Abend kam die Nachricht, daß die Freiwilligen-Einheit völlig vernichtet worden sei. Ich fühlte mich hilf-

* Offensichtlich einer der Fallschirme mit Meßgeräten, die von einem Begleitflugzeug des Bombenflugzeugs abgeworfen wurden.

los und verlassen. Es wurde Nacht, aber mein Mann kam nicht heim.

Vom Siebten an bin ich etwa eine Woche lang täglich nach Hiroshima gegangen, meinen Mann zu suchen. Ich habe zusammen mit anderen Frauen, deren Männer ebenfalls nicht heimgekommen waren, gesucht. Am Siebten stand die Gegend beim westlichen Exerzierplatz noch in Flammen.

Wir wußten überhaupt nicht, wo unsere Männer sein konnten. Auf der Misasa-Brücke sahen wir viele Tote an das Geländer festgeklammert. Alle waren schwarz verbrannt und die glitschige Haut hing ihnen in Fetzen herab. Auch unter der Brücke trieben zahlreiche Tote im Wasser. Vorbeikommende Verletzte baten uns: »Wasser bitte, Wasser bitte!« In der Umgebung der Aioi-Brücke haben wir jeden Tag sorgfältig jeden Toten angeschaut. Dort schwammen keine Leichen im Wasser. Die Strömung hatte sie wohl weggetragen.

Es war etwa am Zehnten. Vom Gemeindeamt kam die Nachricht: »Im Gefängnis von Yoshijima liegt ein Toter, der Ihrem Mann ähnelt. Die Leiche ist bereits von Maden befallen, aber gehen Sie bitte hin und sehen Sie nach.« In der Hoffnung, endlich meinen Mann zu finden, bin ich nach Yoshijima gerannt, aber es war jemand anders. Aus der Leiche quollen Maden; das war ein furchtbarer Anblick.

Eine Woche lang habe ich meinen Mann gesucht, ich habe ihn aber nicht gefunden. Jeden Tag bin ich todmüde heimgekommen. Die Verletzten, die mit Verbrennungen heimgekehrt waren, starben einer nach dem anderen.

Im Haus war alles durcheinander, und mein Mann kam nicht zurück; da konnte ich nicht schlafen. Unsere Nachbarn, die Fujiokas – sie sind mit uns verwandt – sagten zu mir: »Komm und schlaf bei uns.« Ich habe das Angebot angenommen. So habe ich etwa zehn Tage bei den Fujiokas gewohnt. Aber ich konnte nicht ewig dort bleiben.

Also habe ich bei mir irgendwie aufgeräumt und bin in mein eigenes Haus zurück. Aber ich war ganz allein, und abends hatte ich Angst, hinter das Haus zu gehen. Aber in manchen Nächten war mir, als käme mein Mann plötzlich heim, da machte ich dann trotzdem eine Runde ums Haus.

In den heißen Sommernächten erschien mir mein Mann mit einer dicken Winterjacke im Traum und schaute mich schweigend an. Ich dachte, er sei zurückgekommen und bin aus dem Bett gesprungen. Das ist mir mehrmals passiert. Aber die Tage vergingen, und er kam nicht zurück. Sogar heute noch bin ich manchmal unruhig, weil mir scheint, mein Mann lebe irgendwo.

Die Tage gingen dahin, allein und einsam. Zudem war das Haus nicht repariert, es war ein Elend. Aber damals gab es keine Einbrecher.

Verwandte von uns, deren Haus abgebrannt war, kamen, um bei mir zu wohnen. Auch mein zweiter Sohn kam aus dem Krieg zurück, und die Familie wurde größer. Gegessen haben wir, was gerade vorhanden war.

Der Krieg war zu Ende. Ich hoffte, daß mein ältester Sohn Shigeyuki heimkomme, aber da erhielt ich eine amtliche Nachricht, daß er gefallen sei. Etwa zur Zeit der Atombombe ist er auf den Philippinen gefallen. Seine Asche hab ich nicht bekommen. Man hat mir nur ein kleines hölzernes Täfelchen gegeben, auf dem stand: »Die Seele des verstorbenen Armeekorporals, Matsumoto Shigeyuki.« Man sagt: Wenn man als Soldat fällt, wird man ein Gott. Deshalb bewahre ich dies Täfelchen auf dem Götterbord auf. Aber eigentlich meine ich, das Täfelchen gehöre eher in den Hausaltar ...

Mein Mann und mein Sohn sind nur in meinen Träumen heimgekehrt. Von beiden hab ich weder ihre Asche noch irgendein Erinnerungsstück. Ich habe für sie eine kleine private Trauer veranstaltet, aber im Grab ist nichts drin. Das Grab ist völlig leer.

Als mein zweiter Sohn aus dem Krieg heimkam, habe ich wieder Mut geschöpft. Das war, als seien im Haus plötzlich lauter Blumen aufgeblüht. Sofort nach der Heimkehr hat er auf dem Feld gearbeitet. Meine Nachbarn, die Fujiokas, haben zu mir gesagt: »Ohne Dünger gibt's keine Ernte«, und haben mir von den Fäkalien abgegeben. Mein Sohn ist auch selbst mit dem Ochsenwagen Fäkalien holen gegangen. Der Ochse ist oft wild geworden, er meinte wohl, er könne sich das bei einer Frau erlauben. Wenn ich auf dem Feld arbeitete, stieß er oft die Stalltür auf und trampelte durch die Felder. Die Nachbarn haben ihn dann jedesmal eingefangen und zurückgebracht. Ich habe die Nachbarn um Entschuldigung gebeten und habe mich hilflos gefühlt. Ja, in der ersten Zeit nach der Atombombe war mir oft sehr elend zumute.

Unterdessen äußerte mein zweiter Sohn den Wunsch, bei einem Elektrogeschäft zu arbeiten, denn er hatte Interesse an elektrischen Sachen. Er ist dann täglich zu einem Geschäft in Yokokawa arbeiten gegangen. Die Feldarbeit hab ich alleine gemacht. Wir hatten 7 Tan, und ich habe mich angestrengt, daß die Felder nicht verkommen und wenigstens kein Unkraut wächst. Es war mir egal, ob ich eine gute Ernte bekam, ich mochte nur nicht wegen des Unkrauts auf den Feldern ausgelacht werden. Da der Haushalt nur aus wenigen Personen bestand, bekamen wir ein relativ großes Ablieferungskontingent für Süßkartoffeln und Gerste. Ich habe nur gearbeitet und abgeliefert, immer nur gearbeitet und abgeliefert.

Heute haben wir keine Reisfelder mehr. Wir bauen nur 3 Tan Gemüse an. Letztes Jahr haben wir 2 Tan Gemüsefelder aufgegeben und darauf Mietwohnungen gebaut. Mein Sohn arbeitet nun schon über dreißig Jahre bei der Chûgoku-Elektrizitätsgesellschaft. Als er mir sagte, daß er Mietwohnungen bauen wolle, war ich einverstanden. Die Zeiten ändern sich eben, und das ist gut so.

Heute baue ich zusammen mit meiner Schwiegertochter 3 Tan Gemüse an. Das Beste ist, gesund zu sein und arbeiten zu dürfen. Ich kann nicht herumsitzen und nichts tun. Mir ist es angeboren, auf dem Feld zu arbeiten. In diesen Tagen pflanzen wir Gurken und Auberginen auf dem Feld. Da kann ich mich nicht um die Gräber kümmern. Zwischen den Gräbern wächst Unkraut. Ich hab auch lang keine frischen Blumen mehr hingebracht. Wenn beim Gemüse viel zu tun ist, gehe ich dann doch eher aufs Feld.

Bis heute bin ich nie krank gewesen. Außer nach der Geburt der Kinder hab ich nie zu Bett gelegen. Seltsamerweise bekomme ich nicht mal Rheuma. Vielleicht habe ich noch meines Mannes Anteil an Gesundheit dazubekommen. Ja, die Kraft kommt halt, wenn man sie braucht. Ich bin gesund und arbeite, aber es ist ein Elend, daß mein Mann nicht mehr lebt. Bis vor kurzem noch habe ich gedacht, wie schön es wäre, wenn er zurückkäme, aber er kommt nicht mehr. Erst nach meinem achtzigsten Lebensjahr habe ich mich darein gefügt. Wenn er an irgendeiner normalen Krankheit gestorben wäre, dann hätte ich mich trösten können. Aber wenn ich daran denke, daß er durch die Atombombe umgekommen ist, habe ich auch heute noch manchmal schlaflose Nächte.

Ich erzähle meinen Enkelkindern von der Atombombe. Aber ich kann's noch so oft erzählen, sie begreifen nicht, wie schrecklich das ist, weil sie's nicht erlebt haben. Wenn ich Leuten, die nicht dabei gewesen sind, davon erzähle, dann sagen sie nur: »Wirklich?« und ich fühle mich so hilflos. Trotzdem darf ich nicht schweigen und so erzähle ich von den Schrecken der Atombombe. Ich habe daran gedacht, aufzuschreiben, wie mein Mann bei der Atombombe umgekommen ist. Es ist ein Glück, daß Sie hergekommen sind und es aufschreiben.

Jeden Morgen sage ich zu dem Photo meines Mannes: »Auch heute bin ich gesund und kann arbeiten«, und ich rufe Amida-Buddha an. Wenn ich abends mit der Arbeit fertig bin, blicke ich dankbar zum Photo meines Mannes auf. Aber nicht alle Tage sind schöne Tage. Oft finde ich keinen Trost, wenn ich das Photo anschaue.

Alle Frauen in diesem Dorf sind mit einem Schlag von einem ähnlichen Schicksal betroffen worden. Wir haben uns gegenseitig getröstet. Was eine einzelne nicht ertragen konnte, das haben wir gemeinsam ertragen. Aber so etwas wie die Atombombe, darf es nicht wieder geben. Im Interesse der zukünftigen Kinder.

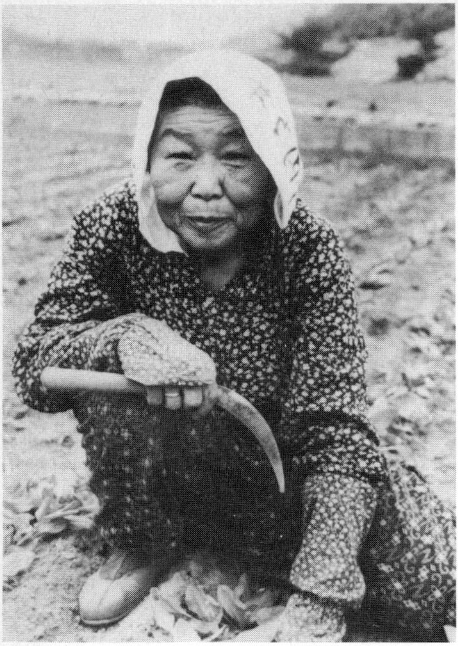

Yokochi Toshiko

Der Ehemann tot, zwei Kinder tot

Wir haben ihn auf der Tür heimgetragen

Die Atombombe ist schrecklich. Ich verstehe nicht, wie sie so etwas jetzt auch in anderen Ländern bauen. Wenn eine Atombombe fällt, dann sterben nicht nur die Soldaten, auch normale Leute sterben in Mengen ... Die damals in Hiroshima umgekommen sind, die sind zu einer Zeit gestorben, als es nichts gab. Wie hätten die sich gefreut, wenn sie gesehen hätten, wie heute alles reichlich vorhanden ist.

Ich habe nach der Atombombe immer kräftig gearbeitet; das heißt: Weil ich arbeite, bin ich wohl so kräftig und gesund. Ich arbeite jeden Tag mit ganzer Kraft und freue mich immer darauf, im Jahr vier- oder fünfmal zu den heißen Quellen von Yunozu zu fahren. Mit Takazaki Haru und den anderen vom Witwenverein gehe ich jedes Jahr im Januar auch zu den heißen Quellen von Beppu baden.

Ich war die älteste Tochter und hatte keinen Bruder, das heißt, ich bekam den Hof mit in die Ehe. Geboren wurde ich am 1. Dezember 1906. Jetzt werde ich fünfundsiebzig. Ich hatte noch eine jüngere Schwester. Sie ist aber vor siebenundzwanzig Jahren, 1954, bei einem Verkehrsunfall ums Leben gekommen.

Nach dem Abschluß der Höheren Grundschule habe ich zu Hause auf dem Hof ausgeholfen. Wir hatten 7 Tan Gemüsefelder und 3 Tan Reisfelder. Das war damals ein großer Hof.

Am 21. Oktober 1926 habe ich Magoichi, einen Bauernsohn aus meinem Heimatdorf, geheiratet. Im Jahr unserer Hochzeit, im Dezember, ist Kaiser Taishô gestorben. Deshalb weiß ich's noch genau. Mein Mann war vier Jahre älter, 1903 geboren. Er trank gerne und war ein etwas heftiger, sehr männlicher Typ. Er trainierte die Leute für die Reservistenvereinigung im Kampf mit Bambusspeeren. Vor der Atombombe gehörte er zur Schutzwehr und war sehr beschäftigt. Er kümmerte sich um alles.

Am Morgen des 6. August ging er von zu Hause fort ohne etwas Besonderes zu sagen. An den drei Tagen, am Vierten, Fünften und Sechsten, war er bei den von der Reservistenvereinigung organisierten Räumarbeiten in Hiroshima eingesetzt. Sie rissen damals Brandschneisen in die Wohnviertel. Er ist, ohne ein Wort zu hinterlassen, aus dem Hause gegangen. Er konnte ja nicht wissen, daß er durch die Atombombe sterben würde.

Damals haben wir viel Hirse angebaut. Ich war mit meinen Eltern und meinem ältesten Sohn Hajime, der damals siebzehn Jahre alt war, gerade auf dem Hirsefeld in Jônan. Als die Sonne schon ziemlich hoch stand, gab es einen dumpfen Knall und wir haben uns vor Schreck flach auf die Erde geworfen. Als ich aufblickte, stieg am Himmel über Hiroshima ein weißer Klumpen auf. Da ist was schlimmes passiert, habe ich gedacht, und bin auf den Flußdeich gerannt. Da sah ich zufällig, wie das Bambuswäldchen von Jônan seitwärts niedergedrückt war und flach lag. Die einzelnen Bambusstämme haben sich dann nach und nach wieder aufgerichtet. Dort, wo jetzt die Jônan-Mittelschule steht, war alles Bambus. Ich habe damals kein Licht gesehen. Alle sagen zwar, es habe einen Blitz gegeben, als die Atombombe fiel, aber ich habe keinen gesehen.

Als wir heimkamen, sah das Haus schlimm aus. Die Schiebetüren waren alle aus ihren Schienen gerissen. Die Zimmerdecke war hochgedrückt worden und Ruß vom Dach lag auf allen Sachen. Da wir das Haus geschlossen hatten, als wir am Morgen aufs Feld gingen, wurde es besonders schlimm mitgenommen.

Ich hatte viele Kinder. Sieben Kinder habe ich aufgezogen. Mein ältester Sohn ist Hajime, den ich eben erwähnt habe, der zweite Shigemi, damals fünfzehn, der dritte Takaharu, damals fünf, der vierte Kazuyoshi, damals zwei. Und dann die Mädchen: Chizuko, die älteste mit neunzehn, die zweite ist Yôko mit elf, die dritte ist Sakae mit damals acht. Yôko und Sakae kamen weinend aus der Schule heim. Ich habe sofort gedacht: Alle, die in Hiroshima waren, hat's erwischt.

Chizuko hatte damals gerade die Gion-Mädchenoberschule abgeschlossen und war zu Hause. An jenem Tag war sie in der Freiwilligen-Einheit zusammen mit meinem Mann nach Hiroshima gegangen. Shigemi war in der 2. Klasse der Sôtoku-Mittelschule. Mein erster Gedanke war: Was ist mit meinen Kindern und meinem Mann?

Ich bin vor Angst in unser verwüstetes Haus rein- und rausgelaufen. Der alte Shimonaka, unser Nachbar, sagte: »Alle aus Kawauchi hat's erwischt.« Ich hielt es zu Hause nicht mehr aus. Ich dachte, vielleicht kommt Shigemi zurück, und bin bis in die Gegend von Higashihara in Gion gegangen, um ihn abzuholen. Es kamen viele verletzte Leute zurück: »In Hiroshima ist es schrecklich, geh nicht hin!«, sagten sie. Mir blieb nichts anderes übrig, als zu Hause zu warten.

Die Sonne ging unter, und es hieß, Leute aus Kawauchi kämen mit dem Boot heim. Ich dachte, daß vielleicht mein Mann dabei sei. Ich habe mit Hajime zusammen eine Regentür ausgehängt, und wir sind damit zum Flußufer gegangen. Auf dem Boot war mein Mann. Er atmete noch. Die Leute sagten, die Verletzten dürften kein Wasser trinken. Aber er trank Wasser, das er mit einem Eimer aus dem Fluß schöpfte. Wegen der Brandwunden waren Gesicht und Körper angeschwollen. Die Augenlider waren umgestülpt, die Haut auf den Armen hatte sich gelöst und hing in Fetzen herab. Er trug nur eine Unterhose. Hemd und Hose waren verbrannt. Sonst war er ganz nackt. Ja, und Arbeitsschuhe aus Leinen hatte er an. Nur dort, wo der Kopf von der Mütze geschützt gewesen war, da waren Haare übrig. Alle Haare, die offen gelegen hatten, waren verbrannt.

Er war sehr schwer. Vielleicht, weil sein Körper durch die Verbrennungen so angeschwollen war. Hajime ging vorn und ich hinten, dazwischen die Tür mit meinem Mann drauf. Er war so schrecklich schwer. Bei Shimomuras Laden haben wir die Bahre abgesetzt und uns ausgeruht. Mein Mann sagte immer wieder: »Wasser, Wasser«, und stöhnte, wie er dalag, auf der Tür. Wir trugen meinen so schwer gewordenen Mann nach Hause und ich dachte dabei: Ob er durchkommt, mit solchen Verbrennungen?

Die letzten Stunden meines Mannes

Wir räumten in unserem verwüsteten Haus auf und machten Platz für meinen Mann. Aber ich war ratlos, was weiter zu tun war. »Ich hab so einen Durst. Warum gibst du mir kein Wasser?« hat er gesagt. Dauernd verlangte er nach Wasser. Die Leute erzählten, die Verletzten stürben, wenn man ihnen Wasser gebe. Deshalb habe ich Reisschleim gekocht und ihm gegeben. »Sind Chizuko und die anderen auch verletzt?« Immer wieder sorgte er sich um die Kinder. »Wo ist Shigemi?« Wenn er nicht nach Chizuko und Shigemi fragte, jammerte er nach Wasser. »Ich bin so durstig. Warum gibst du mir kein Wasser?« hat er immer wieder gesagt.

Da kam jemand aus dem Dorf und berichtete: »Eure Chizuko haben sie mit dem Boot nach Ôshiba gebracht. Von dort sollen die Verletzten nach Yutani in Gion transportiert werden. Hol sie da ab.« Wer mir das damals gesagt hat, daran kann ich mich überhaupt nicht mehr erinnern.

Ich wußte nun, daß Chizuko lebte und in Yutani war, aber ich mußte mich ja um meinen Mann kümmern und konnte sie nicht abholen. »Hauptsache, sie lebt«, habe ich gedacht und bin bei meinem Mann geblieben. Abends begann mein Mann über Leibschmerzen zu klagen. Er bat um Medizin und ich gab ihm welche, die gerade im Hause war. Es wurde aber nicht besser.

In der Nacht verlangte er dann immer öfter nach Wasser. »Mit mir ist's aus. Sorg gut für die Kinder«, hat er gesagt. Sein Gesicht war aufgedunsen, die Augenlider umgestülpt, und er hatte wohl keine Kraft mehr, mich zu sehen. Er ist mit den Händen, die nur noch rohes Fleisch waren, in der Luft herumgefahren und hat gesagt: »Sei tapfer. Du mußt für die Kinder leben. Es ist aus.« Das waren seine letzten Worte. Ich habe immer wieder seinen Namen gerufen, aber er kam nicht mehr zurück. Wer solche Verbrennungen hat, der kommt halt nicht durch.

Zusammen mit den fünf Kindern habe ich meinem ständig nach Wasser stöhnenden Mann den letzten Trunk zwischen die aufgequollenen Lippen gegeben. Die Nacht habe ich inmitten des verwüsteten Hauses zugebracht, die Regentüren ringsum aufgestellt, mit der Leiche meines Mannes und den Kindern unter einem Moskitonetz liegend.

Später hab ich gedacht: Mein Mann ist trotz der Verbrennungen lebend heimgekommen; wir haben noch miteinander sprechen können; in anderen Familien ist keine Leiche, ist nichts heimgekommen; viele Leute haben rein gar nichts mehr gesehen von ihren Angehörigen; ich hab ihn nach Hause getragen, ihn gepflegt, ihm den letzten Trunk geben können; ich bin ein glücklicher Mensch, habe ich gedacht.

Als mein Mann starb, hatte ich keine Zeit zum Weinen. Ich mußte sofort an Chizuko und Shigemi denken, die noch nicht heimgekommen waren. Ich muß Chizuko abholen gehen, habe ich gedacht.

Ich finde meine Tochter

Am frühen Morgen des Siebten habe ich zu der Leiche meines Mannes gesagt: »Ich gehe Chizuko abholen. Ich muß dich allein lassen. Schlaf gut.« Er war ja schon tot und antwortete nicht. Er hatte ein so friedliches Gesicht, wie im Schlaf. Ich trug Hajime auf, sich um die Kinder zu kümmern und lief mit einem Handwagen nach Yutani. Die Fabrikhalle von Yutani war voll mit Toten und Verletzten. Sie stöhnten und riefen nach Wasser. Beim Eingang lag Nomura Kiyoto aus unserm Dorf. Er lebte noch. Er hatte schlimme Verbrennungen und war praktisch nackt.

»Ich würde gern was zu trinken haben. Kannst du mir etwas Wasser bringen?« hat er gesagt. »Nachher, da bring ich dir was zu trinken«, habe ich gesagt; und er: »Chizuko liegt ganz hinten in der Lagerhalle. Sie hat schlimme Verbrennungen. Du kannst sie am Gesicht nicht erkennen. Ruf sie beim Namen.« Herr Nomura war noch ganz klar bei Bewußtsein.

»Chizuko! Chizuko!« rief ich und ging zwischen den Verletzten umher bis ganz hinten in der Halle. »Mutter, hier bin ich« – das war Chizuko. »Ach, meine Chizuko!« habe ich gesagt. Die dämmrige Lagerhalle, das war die Hölle auf Erden. Mitten darin hab ich Chizuko gefunden.

»Sind Vater und Shigemi heimgekommen?« Das war das erste, was Chizuko fragte. Ich konnte ihr nicht sagen, daß mein Mann letzte Nacht zu Hause gestorben war. »Vater hat Verbrennungen. Aber er ist lebend heimgekommen. Was mit Shigemi ist, wissen wir noch nicht.« – »Dann bin ich erleichtert«, hat sie gesagt.

Ihr Oberkleid und ihre Hose waren verbrannt. Von der Hose war nur das Gummiband mit etwas Stoff darum übrig und klebte an ihrem Körper. Nur die Unterhose hatte sie ordentlich an. Sonst hatte sie nichts mehr auf dem Leibe. Chizuko machte ihre Haare immer sehr sorgfältig. Aber jetzt hingen sie wirr durcheinander. Ihr Gesicht war aufgeschwollen. Hätte sie nicht gesprochen, ich hätte nicht gewußt, daß das Chizuko war, so sehr hatte sie sich verändert.

»Mama, gib mir Wasser«, sagte sie. In der Nähe fand ich eine Nudelschüssel. Ich holte damit heißes Wasser und gab ihr zu trinken. Nach einer Weile sagte sie: »Mama, ich muß mal.« Sie hatte schon keine Kraft mehr aufzustehen. Sie griff meine Hand und sagte noch »Mama«. Dann ist sie gestorben, ohne noch auf die Toilette zu gehen. Das war etwa zwanzig vor sieben, glaube ich. Herr Tochimura, der hier in der Nähe wohnte, war gerade dabei und sagte: »Sie ist tot. Da kann man nichts mehr machen. Komm, ich helfe dir, sie nach Hause zu bringen.« Und er hat Chizuko rausgetragen.

Nomura Kiyoto, der mir gesagt hatte, wo Chizuko lag, war bereits tot, an die Mauer beim Eingang geklammert. Ich habe gedacht: Als ich reinkam, lebte er noch und hat mir gesagt, wo Chizuko ist ... Als er um Wasser bat, habe ich ihm versprochen: »Nachher bring ich dir was zu trinken«, aber dann war ich ganz mit Chizuko beschäftigt und habe ihm kein Wasser gebracht. »Warum hast du ihm nur kein Wasser gebracht«, hab ich zu mir gesagt.

Ich brachte Chizuko nach Hause und legte sie neben meinen Mann. Jetzt konnten sie beide nicht mehr um Wasser bitten. Mir taten sie so schrecklich leid.

Am Abend des Siebten habe ich meinen Mann und Chizuko zum Krematorium gebracht und sie zusammen verbrannt. Die Kinder standen schweigend dabei, und wir haben alle zusammen in der Nacht die Asche und die Knochen eingesammelt. Kein Verwandter war dabei und kein Nachbar. Alle hatten ja das gleiche erlebt.

Eine Medizin aus der Asche meines Mannes

Am Morgen des Achten sagte mir jemand aus dem Dorf: »Shigemi ist beim Deich in Ôshiba. Geh ihn abholen.« Ich lief wieder mit dem Handkarren los, diesmal um Shigemi zu holen. Beim Flußdeich lagen Shigemi und zwei seiner Mitschüler. Sie lebten noch.

Sie seien gerade zum Appell angetreten für die Aufräumarbeiten beim Kaufhaus Fukuya, erzählten sie, da sei gleichzeitig bei allen der Rücken in Flammen gestanden. Die Rückseiten der Jacken und der Hosen seien im Nu verbrannt. Sie hätten sich gegenseitig mit den Händen die Flammen gelöscht. Dabei sei ihnen die Haut an den Händen verbrannt. Sie seien vor dem Feuer dann Richtung Bahnhof gelaufen und in den Fluß gesprungen und hätten dort gewartet bis Ebbe war. Dann seien Shigemi und die anderen auf den Deich bei Ôshiba geklettert.

»Ich habe einen Karren mitgebracht. Komm, setz dich schnell drauf.« Als ich ihn auf den Wagen gepackt habe, hat er immer nur gejammert: »Mutter, es ist so heiß.« Ich habe ihm den Schirm aufgespannt, den ich eigens mitgebracht hatte, und ihm in die Hand gegeben. Er hat den Schirm mit seinen roten, verbrannten Händen ganz fest gehalten.

»Mutter, ich möchte trinken.« Immer wieder bat er mich um Wasser. Und dann hat er gesagt: »Mutter, du mußt in der Schule Bescheid sagen, daß ich nach Hause gehe.« – »Die Schule ist auch verbrannt. Da ist niemand mehr zum Bescheidsagen. Mach dir jetzt keine Sorgen darüber. Ich erkläre nachher alles in der Schule.« Aber er hat immer wieder gesagt: »Du mußt in der Schule Bescheid sagen.«

Als wir zum Bambushain von Gion kamen, habe ich den Karren dort im Schatten angehalten: »Shigemi, möchtest du einen Reiskloß essen?« – »Lieber möchte ich Wasser«, hat er geantwortet. Der ganze Bambushain war voll mit schwarzverbrannten Toten. Sie waren bis hier geflohen und dann erschöpft gestorben. Manche atmeten noch. »Wasser! Wasser!« jammerten sie. Ihre Stimmen waren wie ein einziges Stöhnen, das den Bambushain erfüllte.

Leute, die die Atombombe nicht selbst erlebt haben, reden dies und das über die Bombe, aber wer das nicht mit eigenen Augen gesehen hat, weiß nicht, wie schrecklich das ist. Jemand, der in China im Krieg war, hat gesagt: »Ich habe im Krieg nie Menschen so schrecklich sterben sehen.«

Mittag war schon vorüber, als wir endlich zu Hause ankamen. Als ich Shigemi auf den Fußboden legte, hat er angefangen ununterbrochen zu reden: »Wenn ich bis zum Deich bei Ôshiba gehe, dann holst du mich bestimmt ab, habe ich gedacht ... Als wir über den Fluß gegangen sind, stand mir das Wasser bis zum Nabel ... Wir haben die Nacht über auf dem Deich geschlafen. Die Stadt und der Bergwald von Ushida haben gebrannt. Es sah schön aus ... Weil ich am Bein verletzt bin, konnte ich nicht weiter. Und dann habe ich viele Leute sterben sehen. Hoffentlich kommt Mutter bald, habe ich gedacht und habe gewartet.« Ich habe nur »Ja?« und »So?« geantwortet und zugehört. Es zerriß mir das Herz.

Er ist mit größter Mühe bis zum Deich von Ôshiba gekommen; er hat viele Menschen sterben sehen, und Verletzte, die vor dem Feuer flohen; und er hat von fern die brennende Stadt und die brennenden Bergwälder gesehen; und er hat so eine Nacht auf dem Sand am Flußufer zugebracht. Es tat mir so weh, als ich mir das vorstellte. Wieso muß ein fünfzehnjähriger Junge so etwas erleben: Ich empfand einen ungeheuren Zorn. »Was machen die Menschen für schreckliche Dinge ...« Während ich mein verletztes Kind pflegte, raste ich innerlich vor Zorn und Wut.

Für Brandwunden soll Mehl aus Menschenknochen gut sein, hatte ich gehört. Und so habe ich die Knochen meines am Vortag gestorbenen Mannes im Mörser zerstoßen und das Knochenmehl auf die Wunden von Shigemi getan. Aber es nützte überhaupt nichts. Die Knochen meines Mannes hatten ja das Atombombengift in sich aufgenommen, da konnten sie ja nicht wirken. Das fiel mir später ein ... Aber in dem Moment, damals, habe ich alle Hoffnung darauf gesetzt. Jene Nacht, wo ich die Knochen seines Vaters, die Knochen meines Mannes, zu Mehl zermahlen und das Mehl auf die Wunden meines Kindes gestreut habe: Das ist wie ein Alptraum.

Unterwegs, als ich Shigemi nach Hause brachte, und auch zu Hause dann, da habe ich ihm nichts von seinem Vater und seiner Schwester erzählt, die vor ihm gestorben sind. Seltsamerweise hat er auch nicht danach gefragt. Ich weiß nicht, wieso er nicht gefragt hat ... Vielleicht hat er in der Nacht, die er am Deich von Ôshiba zubrachte, von irgend jemand aus dem Dorf erfahren, daß sein Vater und seine Schwester tot sind. Trotzdem wäre zu erwarten gewesen, daß er einmal wenigstens »Wo ist Vater?« fragte. Aber er hat über die zwei Toten nichts gesagt, und ich habe sie auch nicht erwähnt.

»Du mußt in der Schule Bescheid sagen«. Das hat er bis zum Ende immer wieder gesagt. Das war um 4 Uhr am Nachmittag des 8. August. Da war's auch mit Shigemi aus, und ich habe den dritten Sarg gezimmert.

Hajime, der damals siebzehn Jahre alt war, hat gut geholfen. Er war im zweiten Jahr der Industriefachschule, aber er ist dann abgegangen und hat sich für die Landwirtschaft entschieden. Es war gerade die Jahreszeit, wo man aus Hiroshima die Fäkalien als Dünger für die Felder herschaffen mußte. Hajime war eigentlich noch zu jung, aber er hat mit dem Pferdewagen den Dünger geholt.

Nachdem ich meinen Mann und zwei Kinder verloren hatte, konnte ich einfach nicht weinen. Ich habe mich auch nicht einsam gefühlt. Was mußt du jetzt tun, habe ich gedacht. Ich war völlig beschäftigt mit der Zukunft. Da habe ich damals lauter Sachen angebaut, die schlechte Frucht trugen, nur das Unkraut wuchs gut. Es war eine Zeit, in der es nichts zu essen gab. Ich habe Rettich oder Kartoffeln unter den Reis gemischt, um die Kinder satt zu kriegen. Sie waren ja gerade in einem Alter, in dem sie viel essen.

Hajime hat, auch weil er der älteste Sohn war, die Schule aufgegeben und hat sich danach voll und ganz der Landwirtschaft gewidmet. Seine Frau Teruko ist eine gute Frau und hält das Haus zusammen.

Bauer sein kurz nach dem Krieg: Das war ein knappes und sehr einfaches Leben. Heute denke ich oft: Daß wir die Zeit damals überhaupt durchgestanden haben! Das Leben heute ist halt so, daß einem nichts fehlt, und die Zeit kurz nach dem Krieg kommt einem da noch viel mühsamer vor.

Und jetzt denke ich manchmal, und ich spüre es direkt körperlich: Wie schwer mein Mann war, als er lebend heimkam, und ich ihn mit Hajime zusammen auf dem Türbrett nach Hause getragen habe. Und wie die Verbrennungen durch die Atombombe wehgetan haben müssen! Ob diese Schmerzen noch als Gewicht dazugezählt haben, ob er deshalb so schwer war: das geht mir manchmal durch den Kopf. Das sind halt die Gedanken von jemandem, der etwas Schreckliches erlebt hat.

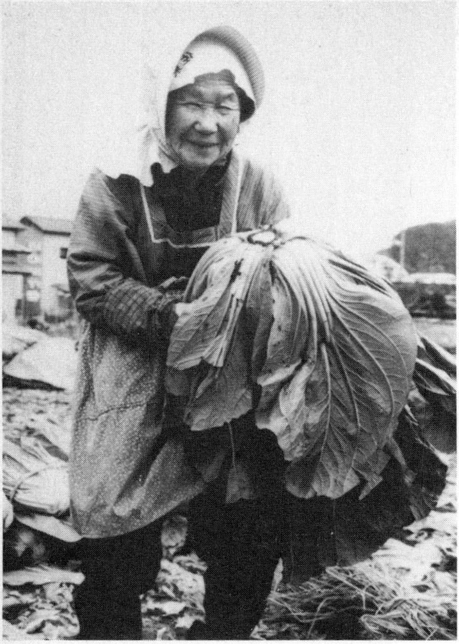

Shimooke Kazu

Die Gedanken finden keine Ruhe

Dem verwitweten Sohn bei der Arbeit helfend

Ich wurde am 5. Juli 1896 geboren und werde dieses Jahr fünfundachtzig. Heute bin ich um 5 Uhr aufgestanden und habe Auberginen gepflückt. Bis eben, bis 8 Uhr habe ich Auberginen gepflückt und bin dabei ganz naß geworden im Regen. Deshalb sehe ich so schmutzig aus; das müssen Sie entschuldigen.

Wir haben 6 Tan Gemüsefelder; es ist schwer, die alle zu bestellen. Ich bin hier in der Gegend die Älteste, die noch auf dem Feld arbeitet. Denn vorletztes Jahr ist die Frau meines Sohnes Eizô gestorben. Da bleibt mir nichts anderes übrig. Würden wir jemand einstellen, dann bliebe kein Gewinn übrig. Mein Sohn tut mir auch leid: Wenn ich nicht hülfe, würde er nicht zurechtkommen mit der Feldarbeit. Vor drei Jahren hab ich ein Magengeschwür bekommen. Etwa ein Jahr lang hab ich alle zwei Wochen eine Spritze gekriegt und bin damit wieder gesund geworden. Bis dahin war ich noch nie bei einem Arzt. Ich sehe mit beiden Augen gut.

Ihr Haar, Herr Kanda, ist schon ziemlich dünn. Wie alt sind Sie? Achtundfünfzig? Ach was sind Sie jung!

In meinem Alter kann ich nicht mehr voll arbeiten. Aber ich versuche, meinem Sohn wenigstens etwas zu helfen.

Geboren bin ich in der Nachbargemeinde Midorii, in Iwaya. Mein elterlicher Hof steht in der Nähe des Bishamon-Tempels. Wir hatten etwa 10 Tan Reisfelder. Mein Vater hieß Shûhei, meine Mutter Tamayo. Ich war die älteste von vier Geschwistern und mußte oft auf meine kleinen Brüder aufpassen.

Nach Abschluß der Grundschule in Midorii bin ich auf die Höhere Grundschule in Gion gegangen. Aus meinem Dorf sind damals drei Kinder auf die Höhere Grundschule gegangen. Das war ein Schulweg von einer Meile. Wenn ich aus der Schule heimkam, habe ich genäht oder auf die Kleinen aufgepaßt, ja, früher habe ich viel im Haus geholfen. Auch als Grundschülerin habe ich schon voll mitgearbeitet.

Am 20. Januar 1913 habe ich geheiratet, mit achtzehn Jahren. Mein Mann hieß Shimooke Isaku. Er war der Älteste von acht Geschwistern, ein ruhiger, guter Mensch. Gemüsefelder hatten wir 7 Tan, dazu ganz wenig Reisfeld. Im Sommer haben wir 4 Tan Hanf angebaut.

Wir haben im Bergwald Brennholz geschnitten und es zum Hanfkochen gebraucht. Den Dampfkessel, den wir damals gebraucht haben, verwahre ich immer noch. Da wir wenig Reisfeld besaßen, aßen wir den Reis mit viel Gerste gemischt. In der ersten Zeit nach der Hochzeit fiel's mir zunächst sehr schwer. Ich hatte nicht erwartet, daß das Essen so schlecht wäre. Das ganze Jahr über waren wir beschäftigt. Ja, früher war's schon mühsam.

In meiner Heimat, in Midorii, gab es mehr Reisfelder als Gemüsefelder. Als es dann hieß, die Gegend, in die ich heiraten sollte, sei eine Gemüsegegend, dachte ich, da wäre es leichter. Aber als ich hierherkam, da war's ein ärmlicher Ort, vor dem man überall warnte: »Gib deine Tochter nicht nach Nukui oder Nakachôshi!« Ich war enttäuscht. Trotzdem bin ich die ganzen Jahre gesund und glücklich gewesen bei der Arbeit. Und ich habe acht Kinder auf die Welt gebracht.

Wäre nur die Atombombe nicht gekommen, dann hätte ich das Alter mit meinem Mann zusammen genießen können. Mein Mann war sechzig zur Zeit der Atombombe, ich war fünfzig. Der Krieg macht die Menschen unglücklich. Krieg darf nicht sein.

Zwischen den Leichen habe ich ihn gesucht

Mein Mann hatte acht Geschwister. Jetzt leben noch zwei Schwestern. Ich habe acht Kinder auf die Welt gebracht. Eines ist früh gestorben, das heißt, ich habe sieben Kinder, fünf Jungen und zwei Mädchen, großgezogen.

Bei der Atombombe war mein ältester Sohn, Hayato, dreißig Jahre alt; mein zweiter Sohn, Sadao, war damals schon zwei Jahre tot, er ist im Krieg gefallen; mein dritter Sohn, Eizô, war vierundzwanzig und war an der Front im Ausland; mein vierter Sohn, Shirô, war auch bei den Soldaten; meine älteste Tochter, Sachiko, und die zweite Tochter, Sachiyo – sie waren Zwillinge – waren beide dreizehn, und der Kleinste, Rokurô, war acht: damit sind's wohl sieben? Heute leben noch fünf.

Im Wohnzimmer hängen sieben Photos, von meinem Mann und den anderen Toten, in einer Reihe an der Wand. Das heißt, das Photo meiner Schwiegertochter, die letztes Jahr gestorben ist, habe ich auch dazugetan. So sind's jetzt acht. Wenn ich morgens und abends vor dem Hausaltar bete, schauen sie mir alle zu. Wenn ich zu den Photos aufschaue, denke ich: Sie alle beschützen mich.

Am Morgen des Tages, an dem er durch die Atombombe umgekommen ist, hat mein Mann gesagt: »Heute werden wir fertig. Ab morgen bin ich wieder zu Hause. Dann können wir wieder richtig arbeiten. Deshalb laßt heute die Arbeit ruhen und macht euch einen guten Tag.« Und der Großmutter, meiner Schwiegermutter, hat er gesagt: »Geh mal zu deinem Elternhaus und ruh dich dort aus.« Das waren seine Abschiedsworte. Er war sowieso ein sanftmütiger Mensch, aber an jenem Morgen – vielleicht merken die Menschen vorher, daß sie sterben sollen –, an dem Morgen klang seine Stimme besonders sanft. Das vergesse ich bis heute nicht.

Nachdem mein Mann fortgegangen war, habe ich im Wassergraben Wäsche gewaschen. Während ich wusch, gab es einen lauten, dumpfen Knall. Vielleicht ist in der Nähe eine Bombe gefallen, habe ich gedacht, und ich bin nicht nach Hause gelaufen, sondern habe in der Nähe in dem Luftschutzunterstand von Nagaos Schutz gesucht. In diesem Moment habe ich eher an meine eigene Sicherheit als an die meines Mannes und meiner Kinder gedacht ...

Als ich nach Hause kam, war das Glas in den Schiebetüren geborsten und die Wanduhr war heruntergefallen und kaputt. Eine der Schiebetüren stand offen, dadurch war der Windstoß wohl ins Haus eingedrungen. Die Holztüren im Hauseingang waren umgerissen worden. Es sah aus wie auf einem Schlachtfeld.

Kurz nach Mittag kamen die ersten Verletzten heim. Als ich sie sah, dachte ich: Da ist was schlimmes passiert. Mein Mann und mein ältester Sohn kamen nicht heim. Ich wußte weder ein noch aus. Meine Schwiegertochter ist suchen gegangen und berichtete nach ihrer Heimkehr: »Die Stadt ist ein Flammenmeer. Man kommt gar nicht rein.«

Am Siebenten, früh morgens, bin ich zusammen mit den Kindern auf die Suche nach meinem Mann und meinem ältesten Sohn gegangen. Bei der Aioi-Brücke und der Motoyasu-Brücke lagen schwarzgebrannte, schrecklich zugerichtete Leichen in Bergen. Im Fluß und auf der Uferböschung, überall lagen Leichen. Unterwegs habe ich die Leichen der Schülerinnen der Mädchenoberschule gesehen: Sie saßen aufgereiht auf einer Treppe, die zum Fluß hinabführte. Seltsamerweise war keines der Mädchen breitbeinig sitzend gestorben. Einer der großen Wasserkübel für die Feuerwehr war voll mit Menschen, die mit dem Kopf voraus hineingesprungen und so gestorben sind. Bei der Aioibashi lagen tote Soldaten bei einem toten Armeepferd. Es sah aus, als klammerten sich die Soldaten an das Pferd. Es war ein ergreifender Anblick.

Auch am Achten, Neunten und Zehnten, insgesamt vier Tage, habe ich gesucht. Ich habe die Leichen umgedreht, um ihnen ins Gesicht zu sehen, ob nicht mein Mann oder mein Sohn dabei wäre. Ich habe das damals nicht schrecklich gefunden. Meine Tochter war vom langen Weg erschöpft und klagte über Fußschmerzen, und ich mußte ihr gut zureden, daß sie durchhielt. Dabei hab ich immer wieder Leichen umgewendet und angesehen, umgewendet und angesehen. Manche Leichen waren mit Strohmatten zugedeckt; ich habe sie aufgedeckt und die

Gesichter angesehen. Aus Nase und Mund quollen Maden, weiße Spulwürmer krochen aus dem Mund. Alle Gesichter waren durch das Feuer verwüstet. Sie sahen aus wie Teufelsmasken. Man konnte einen vom anderen überhaupt nicht unterscheiden. Mitten dazwischen lagen welche, die noch atmeten und um Wasser baten. Zusammen mit Sugita Harumi habe ich die Leichen einzeln umgewendet und angesehen. »Der hier sieht deinem Mann ähnlich« – aber es war nicht Sugita Harumis Mann.

Vier Tage lang habe ich verzweifelt gesucht. Ich bin losgezogen mit einem Bündel Kleider und Verbandszeug, aber ich habe meinen Mann und meinen Sohn nicht gefunden.

Das Grab ist leer

Dies Dorf hier war für den Stadtbezirk Hiroshima-Tôkaichi als Fluchtort bestimmt. Als Tôkaichi niederbrannte, kamen die Verletzten in Scharen hierher. Mit Wagen der Schutzwehr wurden die Verletzten in die Grundschule Kawauchi gebracht. Das waren sehr viele Menschen. Sie starben einer nach dem anderen in den darauffolgenden Tagen und die Leichen wurden am Flußufer aufgereiht und verbrannt. Ich habe das aus nächster Nähe mit angesehen, aber das war keine Situation, in der ich anderen helfen konnte. Ich vermochte auch nicht zu weinen. Weder von meinem Mann noch von meinem Sohn habe ich die Leichen gefunden. Sie haben wohl Verbrennungen erlitten und sind in den Fluß gesprungen und sind dann mit der abziehenden Flut weggeschwemmt worden.

Vier Tage lang habe ich gesucht. In Mitaki habe ich eine Limonadenflasche mit Wasser gefüllt und bin in die Stadt gegangen, ab und zu von dem Wasser trinkend. In der

Umgebung der Handelskammer (Hypozentrum) waren noch einige am Leben und baten um Wasser. Da es hieß, daß die Verletzten stürben, wenn man ihnen Wasser gibt, bin ich vorbeigegangen, ohne ihnen auch nur einen Tropfen zu geben. Es war eine Situation, in der man nicht an andere dachte.

Vom 10. August an bekam ich Bauchschmerzen. Um den Achtzehnten konnte ich mich nicht mehr bewegen. Es sei die Ruhr, wurde mir gesagt, und ich wurde in die Quarantänestation des Dorfes eingeliefert. Da konnte ich nicht mehr suchen gehen.

Die großen Söhne waren alle bei den Soldaten, so waren, als ich ins Krankenhaus mußte, nur noch die Frau meines Ältesten, die beiden Zwillingsmädchen und der Achtjährige im Haus. Ich habe nichts gegessen, und vorübergehend konnte ich nicht einmal aufstehen. Ich träumte, daß ich durch das niedergebrannte Hiroshima irrte, oder daß mein Mann mit völlig verbranntem Gesicht mich angrinste. Ich wußte nicht, ob ich träumte oder wachte. Mit dem Wasser, das ich bei Mitaki mit der Limonadenflasche geschöpft hatte, hatte ich mir die Ruhr geholt. Ich wurde von der Krankheit sehr geschwächt. Als es besser zu werden begann, kam die Überschwemmung. Ich wollte nach Hause, aber das Wasser ging nicht zurück und ich konnte nicht aus dem Krankenhaus.

Ja, das hier ist ein Ort mit schlimmen Überschwemmungen. Im Osten fließt der Ôtagawa, im Westen der Furukawa. Wenn es stark regnet, muß man gleichzeitig nach Osten und Westen sehen und auf der Hut sein. Jedes Jahr im Juli gab's Hochwasser. Seit ich hierhergekommen bin, gab es viermal eine Überschwemmung. Sogar der Hausaltar ist dabei naß geworden. Wenn der Deich in Shimo-Nukui brach, sah die Gegend hier wie ein Meer aus. Man konnte mit dem Boot über die Felder fahren. Bei einer Überschwemmung haben wir ein großes

Faß ins Zimmer gestellt und darauf die Fußbodenmatten gestapelt. Der Taifun am 17. September 1945 war besonders schlimm.

Als das Wasser zurückging und ich gerade auf die Entlassung aus dem Krankenhaus wartete, kam Shirô aus dem Krieg zurück und hat mich mit dem Karren abgeholt. Darüber habe ich mich sehr gefreut. Es war eine schlimme Krankheit, und als ich nach Hause kam, habe ich so richtig gespürt: Es geht nichts über das Zuhause.

Ich wurde wieder gesund, aber mein Mann und mein Kind sind nicht zurückgekommen. Da es keine Leichen gab, gab's auch keine Trauerfeier. Einen Monat später ist den beiden Mädchen und mir das Haar ausgefallen, wir sind ganz kahl geworden. Ich hätte nicht alle Kinder mitnehmen sollen zum Suchen. Es hieß ja, daß man stirbt, wenn einem die Haare ausgingen. Es schmerzte mich sehr, die kahlen Köpfe der beiden Mädchen zu sehen.

Ich war am Leben geblieben, aber ich hatte zunächst keine Lust zu arbeiten. In ein Haus, in das Mann und ältester Sohn nicht heimgekommen sind, scheint ja keine Sonne. Außerdem war ich durch die Krankheit geschwächt. Auf den Feldern wuchs das Unkraut, aber das kümmerte mich nicht. Seltsam war das. Ich denke auch heute noch darüber nach, wie und wo mein Mann und mein Sohn wohl umgekommen sind. Die Tränen finden kein Ende.

Es gab keine Trauerfeier. Man kann keine Trauerfeier veranstalten für Menschen, von denen man nicht weiß, ob sie leben oder tot sind. Ich wollte auch keine Trauerfeier. Mit der gemeinsamen Trauerfeier des Dorfes am 9. September fand es irgendwie einen Abschluß. Aber wir hatten nichts, um es ins Grab zu geben. Mein Mann war Raucher. So haben wir ihm den Tabakbeutel, den er zu Hause gelassen hatte, ins Grab getan. Auf dem Grabstein stehen die Namen von meinem Mann und meinem ältesten Sohn. Aber das Grab ist leer.

Feldarbeit ohne Ende

Es war schon Ende August, da waren die Kartoffeln noch in der Erde. Wir sollten 750 Kilogramm Kartoffeln abliefern. Da mein Mann häufig zum Flugplatzbau in Neno (Kreis Takata) gerufen worden war, war die Arbeit immer wieder liegengeblieben und an Abliefern von Kartoffeln war überhaupt nicht zu denken. Ich habe Leute für die Kartoffelernte angeheuert. Wir haben 750 Kilo Kartoffeln in Säcke abgefüllt, aber schließlich mußten wir gar nicht abliefern ...

Wenn der Herbstwind zu wehen beginnt, braucht man Dünger für die Kornfelder. Seit mein Mann tot war, kam kein neuer Dünger mehr auf die Felder. Es war sehr schwer, 6 Tan Felder zu halten. Ich weiß nicht, wie ich nach dem Tod meines Mannes weitergelebt habe, auf jeden Fall habe ich die ganze Zeit auf dem Feld gearbeitet. Und deshalb bin ich auch noch so gesund.

Isaku, mein Mann, war damals sechzig, Hayato, mein ältester Sohn war dreißig. Beide sind an jenem Tag spurlos verschwunden. 1926 war mein Schwiegervater Gonbee mit vierundsiebzig Jahren gestorben, 1931 meine Schwiegermutter Nami mit einundsiebzig. Mit meinem 1943 gefallenen zweiten Sohn und den anderen hängen im Wohnzimmer die Photos von insgesamt acht Toten. Wenn ich morgens und abends an den Hausaltar trete, dann bete ich vor diesen Photos. Während ich sie ansehe, denke ich: Sie alle beschützen mich.

Ich habe tüchtig gearbeitet, aber mein Sohn Eizô hat sich auch angestrengt. Sehen Sie mal, was dort im Rahmen an der Wand hängt: Eizô ist 1958 auf dem Ersten

Landwirtschaftsfest der Gemeinde Satô für seinen Chinakohl ausgezeichnet worden. Er hat alle Kraft für die Feldarbeit eingesetzt und ist wirklich an die Stelle seines Vaters getreten. Bis vor kurzem war er Vorstandsmitglied der Bauerngenossenschaft der Gemeinde Satô.

Vor anderthalb Jahren ist uns aber nach all dem die Schwiegertochter gestorben. Es war am 27. Dezember, da ist sie an Krebs gestorben. Gegen Krankheit kommt man nicht an. Eizô tut mir leid, weil er jetzt allein ist. Ich helfe ihm mit meinen fünfundachtzig Jahren. Auch heute morgen bin ich um 5 Uhr aufgestanden. 3 Tan mit Blumenkohl und Weißkohl, 2 Tan Auberginen, 8 Se Lattich bauen wir an. Wir lassen die Felder nicht verkommen. Stellen sie sich vor, Eizô muß mit so einer alten Frau zusammen arbeiten. Jetzt, da seine Frau tot ist, kann ich doch noch nicht sterben.

Ich hasse Unkraut. Ob's draußen heiß ist oder kalt, ich ziehe das Unkraut raus. Auch in der ersten Zeit nach dem Tod meines Mannes fühlte ich mich erleichtert, wenn ich da Unkraut jätete. Daß ich so fanatisch Unkraut jäte, das tu ich wohl deshalb, weil dann die Gedanken an meinen Mann zur Ruhe kommen.

Sie haben wohl gesehen, daß in dieser Gemeinde überall Schilder stehen: »Keine Sanyô-Schnellstraße!« Die Straße soll quer durch mein über hundert Jahre altes Haus und durch die Felder gehen. Die Gräber der Vorfahren und auch das Grab meines Mannes werden irgendwann verlegt werden müssen. Es tut mir weh, daß das Haus weg soll. Die Feldarbeit wird bald ein Ende finden. Geld brauchen wir nicht. Mir würde es genügen, wenn wir von der Feldarbeit leben könnten. Aber die Zeiten sind halt so, ich habe mich dreingeschickt.

Etwa seit 1956 bin ich jedes Jahr mit dem Witwenverein zu den heißen Quellen in Beppu gegangen. Takasaki Haru, die sich die ganze Zeit um den Verein gekümmert hat, lädt mich freundlicherweise ein: »Nächsten Januar fahren wir wieder hin!« Aber seit meine Schwiegertochter tot ist, ist viel zu tun auf dem Hof, und ich gehe nicht mehr nach Beppu. Jedes Jahr sagt Takasaki Haru: »Vielleicht ist's dieses Jahr das letzte Mal, daß wir alle zusammen hingehen. Komm, wir gehen ins Bad nach Beppu!« Aber wenn ich nicht auf dem Feld arbeite, dann ist Eizô schlimm dran. In der nächsten Zeit kann ich nicht gehen. Und unterdessen kommt statt der Einladung nach Beppu vielleicht von meinem Mann die Einladung, zu ihm zu kommen.

Ich bete jeden Abend vor dem Hausaltar. Jedesmal taucht dann Vaters Gesicht vor meinen Augen auf. Die Gedanken finden keine Ruhe.

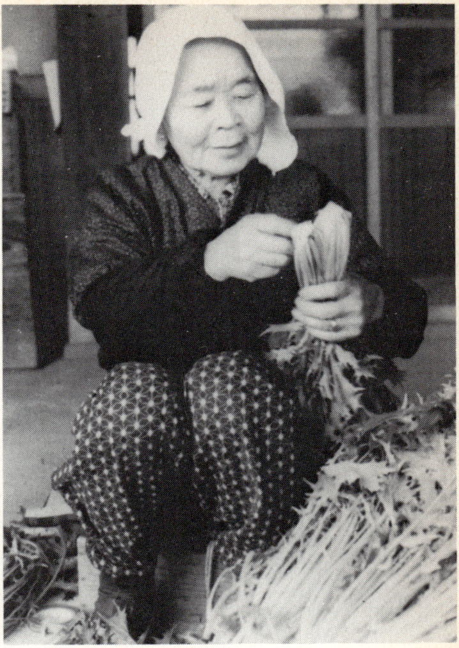

Sugita Chiyoko

Als Toter ist er heimgekommen

Ein Leben ohne Neujahrsfeier und ohne Feste

Sie kommen gerade richtig. Ich weiß nicht, wieso ich so viel zu tun habe: Vom Morgen an regnet's, nicht wahr, aber ich habe Unkraut gejätet auf dem Feld. Gerade eben ist der Regen schlimmer geworden, da habe ich's aufgegeben. Und da kommen Sie vorbei. Das trifft sich gut. Entschuldigen Sie, ich bin von oben bis unten voll Schmutz, deshalb wollen wir hier im Hauseingang reden.

Ich wurde am 15. August 1904 geboren. Dieses Jahr werde ich siebenundsiebzig. Mein Geburtsname ist Yamamoto, ich komme aus der Gemeinde Gion, Kreis Asa. Wir haben mit Bodenmatten und anderen Sachen gehandelt, das heißt, meine Eltern waren keine Bauern. Ich habe als Kind nie auf dem Feld gearbeitet.

Mein Mann hieß Shigeru. Er wurde am 20. Oktober 1896 geboren, war acht Jahre älter als ich. Ein freundlicher, guter Mensch. Er sagte anderen Leuten nie was Böses, und wir haben uns kein einziges Mal gestritten.

Geheiratet haben wir am 11. November 1925. Wir hatten etwa 3 Tan und 6 Se Reisfelder und 2 Tan und 8 Se Gemüsefelder. Wir haben Zwiebeln, Kyôto-Kohl und Hirse angebaut. Zwiebeln hatten wir etwa 2 Tan, da mußten wir zur Erntezeit die Fußbodenmatten wegräumen und auf dem Holzboden die Zwiebeln zum Trocknen ausbreiten. Hirse haben wir so etwa 1 Tan angebaut. Die Spreu wurde als Dünger oder Brennmaterial gebraucht. Hanf hatten wir auch. Damals hieß es: »Heirate nicht in eine Familie, die Hanf anbaut!« Wir haben auch mal Seidenraupen gezüchtet und auch mal Binsen gekauft und Matten geflochten. Ja, wir hatten viel zu tun ... Aber mit der Energie der Jugend habe ich durchgehalten. Und dabei kamen die Kinder, eins nach dem anderen. Aber wenn man nicht arbeitete, hatte man eben nichts zu essen.

Ich muß Ihnen vom Fäkalienholen erzählen. Wir haben uns nach der Flut gerichtet: Wenn Flut war, stand man sogar um 2 Uhr morgens auf und fuhr bei einsetzender Ebbe mit dem Boot flußabwärts nach Hiroshima; so war's leichter. Frühstück und Mittagessen wurden in eine große Schüssel gepackt. Das Düngerboot gehörte uns zusammen mit einer anderen Familie. Das Boot wurde in Hiroshima am Flußdeich des Motoyasugawa festgemacht, und die Fäkalien mußten wir auf dem Rücken zum Boot tragen. Unter der Aioi-Brücke haben wir dann auf die Flut gewartet. Ob es regnete oder stürmte, wir sind nach Hiroshima gegangen, um Fäkalien zu holen. Mein Mann hat zu mir gesagt: »Arbeite nicht so viel. Das hältst du nicht durch.«

Ende der zwanziger Jahre gab es Dungfässer für 1 Yen und solche für 1,5 Yen. Die für 1,5 Yen waren aus rötlichem Zedernholz und verzogen sich nicht, so oft man sie auch wusch. Für zehn Fässer brauchte man 15 Yen. Einmal habe ich mir von meinen Eltern Geld geliehen, um Fässer zu kaufen. Vier oder fünf Jahre vor dem Krieg haben wir für den Wagen mit den Fässern einen braunen koreanischen Ochsen gekauft.

1931 hat mein Schwiegervater, während er auf dem Kornfeld die Erde anhäufelte, einen Schlaganfall erlitten. Am 12. Oktober desselben Jahres ist er gestorben. Bis zu seinem Tod habe ich ihn bei jeder Mahlzeit mit dem Löffel gefüttert. Die Schwiegermutter ist am 19. Januar 1932 gestorben. Ich habe sie gepflegt. Da kamen die Feldarbeit und die Krankenpflege und die Kinder zusammen. In dem Jahr habe ich weder Neujahr noch sonst was gefeiert. Fast zehn Jahre lang bin ich nicht aus dem Haus gekommen.

Mein Mann sagte oft: »Du, ruh dich doch mal aus. Besuch mal deine Eltern zu Neujahr! Du tust mir wirklich leid.« Aber ich habe gedacht: Das ist eben mein Schicksal und habe fleißig gearbeitet. Glücklicherweise war ich dabei gesund. Wenn mein Mann sagte: »Du tust mir leid«, habe ich »Das macht mir überhaupt nichts« geantwortet.

Omelett und unvermischter Reis als Imbiß

Mein Mann wurde als tauglich befunden und als Armeegefreiter zur 5. Hiroshima-Division eingezogen. Er war aber nur sechs Monate bei der Reserve und zwei Monate bei der Landwehr und hat sonst auf dem Feld gearbeitet.

Zu den Abbrucharbeiten in Hiroshima wurden nicht nur die Männer herangezogen, sondern auch die Frauen, soweit sie keine kleine Kinder zu versorgen hatten. Ich war erst vierzig, zudem war mein jüngstes Kind schon sieben, das heißt, es brauchte meine Aufsicht nicht mehr. Eigentlich wollte ich deshalb zusammen mit meinem Mann zum Arbeitseinsatz.

Der Einsatz sollte am 4. August beginnen. Am Dritten habe ich zusammen mit meinem Mann das Korn abgeliefert. Vom Vierten an hätte ich eingesetzt werden können. Aber Shimooke Hayato, der älteste Sohn von Shimooke Kazu, der für die Nachbarschaftsvereinigung arbeitete, kam zu uns und meinte zu mir: »Du brauchst nicht zu gehen. Bei dieser Hitze ist das schrecklich anstrengend. Bleib ruhig zu Hause.« Am Vierten und Fünften habe ich im Haus Arbeiten erledigt. Aber ich wollte gern eingesetzt werden. Ich wollte nicht als »vaterlandslos« bezeichnet werden. Am Morgen des Sechsten habe ich zu meinem Mann gesagt: »Ich will auch mit!« Aber er meinte: »Bleib hier. Jäte lieber das Unkraut in dem unteren Reisfeld.«

Ich habe am Morgen des Sechsten, ich weiß selbst nicht wieso, meinem Mann ein Omelett zum Imbißreis gegeben. Das war damals ein besonderer Leckerbissen. Während ich in dem kleinen Öfchen Feuer machte, kam mein Mann vorbei und sagte: »Heute gibt's aber was Gutes«, und er hat mir dabei einen Klaps auf den Po gegeben.

Als ich ihm die Wasserflasche und den Imbißkasten gab, habe ich gesagt: »Laß die andern nicht sehen, was du für einen guten Imbiß hast.« Aber er hat das nicht mehr essen können. Ich verstehe immer noch nicht, wieso ich ausgerechnet an jenem Morgen ihm so einen ungewöhnlich luxuriösen Imbiß gemacht habe. Das Öfchen, auf dem ich an jenem Morgen das Omelett gemacht habe, ist immer noch da. Jedesmal, wenn ich das Öfchen sehe, muß ich an meinen Mann denken.

Er hat gesagt: »Heute haben wir nur noch ein Haus zu machen. Ich werde früh heimkommen und den bestellten Tôfu mitbringen.« Am Fünften hatte er nämlich 1 Shô Sojabohnen zu dem Tôfuladen Kawamoto in Midorii gebracht und Tôfu bestellt. Ich erwartete ihn für kurz nach Mittag zurück. Er hatte eine khakifarbene Hose und Gamaschen an, das Handtuch hing ihm im Gürtel und auf dem Kopf trug er einen Hut. So ist er losgegangen. Ich habe nicht im Traum daran gedacht, daß das das letzte Mal sein sollte, daß ich ihn sah.

Nachdem er weggegangen war, habe ich sofort die Unkrautjätemaschine rausgeholt und bin zum Reisfeld hinter der Schule. Die Sonne stand schon hoch. Ich schob die Maschine übers Feld und dachte dabei daran, wie mein Mann und die andern in Hiroshima arbeiteten. Da gab es plötzlich einen lauten, dumpfen Knall. Mir war, als ziehe irgendwas an mir vorbei, und mir wurde es einen Augenblick lang ganz warm im Gesicht. Ich habe einen Schreck gekriegt und habe umhergeblickt. Vielleicht ist eine Bombe auf die Schule gefallen, habe ich gedacht. Ich nahm die Unkrautjätemaschine auf die Schulter und bin heimgegangen. Der Binsenteppich im Wohnzimmer war hochgeschlagen. Dann bin ich zu unseren Nachbarn gegangen, und wir haben herumgerätselt: »Was ist da bloß passiert?« Da kam plötzlich noch eine B 29 geflogen und wir sind in den Unterstand gerannt.

Als wir nach einer Weile wieder rauskamen, sahen wir über Hiroshima eine große runde Wolke aufsteigen. Die Nachbarn kamen aus den Häusern und standen herum. Eine seltsame Beklommenheit stieg in mir auf. Ich dachte: Ich geh mal zu Kawamotos Laden in Midorii, vielleicht ist Vater dort ... Ich konnte nicht mehr still zu Hause sitzen.

Gegen 11 Uhr kamen Verletzte, die sagten, daß sie einen Bombenabwurf in Yokokawa oder in Shinjô erlebt hatten. Sie gingen zum Krankenhaus in Midorii. Ich sah die Verletzten vor Kawamotos Laden und dachte, was soll ich hier rumstehen und bin mit dem Tôfupaket auf dem Rücken nach Hause gegangen. Als ich bei Hironakas Laden in Nukui vorbeikam, rief jemand von hinten meinen Namen. Ich drehte mich um, da war's jemand aus dem Dorf, und der sagte zu mir: »Shigeru ist möglicherweise bei dem Bombenangriff umgekommen.« Ich habe den Tôfu einfach da liegenlassen und bin zum Dorfamt gelaufen. Der stellvertretende Bürgermeister war da, und ich hab ihn gefragt: »Ist mein Mann allein von der Bombe getroffen worden?« Da hat er mir gesagt: »Wir haben keine offizielle Nachricht, daß die Freiwilligen-Einheit umgekommen ist. Beruhige dich bitte. Sobald wir was wissen, sagen wir Bescheid.« Da es um Tod oder Leben meines Mannes ging, habe ich mich natürlich nicht beruhigt. Das war gegen Mittag am Sechsten.

Man hat ihn mit dem Boot gebracht

Gegen Mittag kam vom Dorfamt die Anweisung: »Wer ein Boot hat, soll bitte die Leute aus dem Dorf mit dem Boot abholen. Auf den Wegen kommt man nicht durch, da sie voll mit Verletzten sind.« Im Haus hielt ich's nicht mehr aus. Ich bin zum Fluß gegangen, wo alle mit den Booten losfuhren.

Um 2 Uhr kam jemand aus Kami-Nukui mit dem Boot zurück: »Alle von der Freiwilligen-Einheit sind umgekommen. Sie haben offenbar genau auf die Einheit gezielt die Bombe geworfen.« Als ich das hörte, zitterten mir die Knie. Bis dahin hatte ich gedacht: Meinem Mann wird schon nichts passiert sein. Aber nun wurde es mir schwarz vor den Augen. In meiner Nähe standen Nagao

Harumi, Shimooke Kazu, Sugita Sato, Watari Toyono: Alles Frauen, deren Männer bei den Freiwilligen waren. Wir waren alle außer uns vor Sorge. »Es ist aus.« – »Sie sind alle tot.« Aber das war nur ein Gerücht, sicher wußte man nichts. Uns blieb nichts anderes übrig, als voller Unruhe am Flußufer zu stehen und uns um unsere Männer zu sorgen.

Nachmittags um 6 Uhr hieß es, jemand habe Shimooke Hayato auf der Treppe der Handelskammer hocken sehen. Ich bin zu Shimooke Kazu gelaufen. »Du, deinen Sohn haben sie gefunden. Geh hin und nimm was zu essen mit!« Wie ich später erfuhr, ist sie hingegangen, hat ihn aber nicht finden können.

Aus Kawauchi sind mehrere Boote losgefahren. Als sie in die Gegend der Aioi-Brücke kamen, waren dort der Fluß und die Ufer voll mit Toten und Verletzten. Die Verletzten sollen sich an die Boote gehängt haben und um Rettung gefleht haben. Die in den Booten wußten nicht, wie sie aus so vielen Menschen die Verletzten des eigenen Dorfes herausfinden sollten, und haben gerufen: »Ist hier jemand aus Kawauchi?« Da ist jemand ans Boot gekommen, der war schwarz verbrannt: »Helft mir, ich bitte euch!« hat er gesagt. »Wer bist du?« – »Ich bin Sugita Shigeru!« – »Du bist Shigeru? Komm schnell ins Boot.« Die beiden Bootsführer haben ihn ins Boot geholt. Das also war mein Mann. – Ich erzähle Ihnen hier alles so, wie ich's von den Bootsführern gehört habe.

Flußaufwärts konnten jeweils nur drei oder vier Leute mit einem Boot fahren. Die Boote sind nicht bis Kawauchi heraufgekommen, sondern haben die Verletzten in Ôshiba ausgeladen und sind wieder zum Motoyasugawa gefahren, um Leute aus Kawauchi zu suchen.

Als sie meinen Mann ins Boot geholt haben, hat er gesagt: »Ich möchte Wasser.« Als sie ihn in Ôshiba ausgeladen haben, da soll er das Gesicht in den Fluß getaucht und viel Wasser getrunken haben. »Ruh dich hier aus.

Nachher holen wir dich ab.« – »Danke«, hat er gesagt und genickt. In Ôshiba war er noch am Leben.

Die Nacht des Sechsten war unbeschreiblich: Lauter Angst und Ungeduld. Abends konnte ich nichts essen. Die Nacht war dunkel. Draußen hörte ich Schritte. Das waren Leute aus dem Dorf: »Shigeru ist in Ôshiba. Geh sofort hin.« Ich bin zusammen mit jemandem aus der Nachbarschaft nach Ôshiba gerannt.

Am Deich von Ôshiba lagen viele Menschen. Im Dunkeln hörte man das Stöhnen, die Bitten um Wasser. Wenn mein Mann lebt, dann sitzt er oder steht, habe ich gedacht, und habe ihn gesucht. Ich habe ihn aber nicht gefunden. Vielleicht war er da, aber in der Dunkelheit konnte man die schwarzgebrannten Menschen einfach nicht unterscheiden.

Mir blieb nichts anderes übrig, ich bin den Weg durch die Nacht zurück gegangen. Unterwegs habe ich viele Verletzte gesehen, und Leute kamen mir entgegen, die zu den Verletzten gingen, um ihnen zu helfen. Als ich zu Hause ankam, sagte mir jemand aus dem Dorf: »Dein Mann hat in Ôshiba seinen letzten Atemzug getan. Wir haben ihn da liegen gelassen. Geh morgen zum Tempel Shôsôji in Gion. Die Toten werden dort hingebracht.« Ich wollte weinen, aber ich konnte nicht. Es war nicht die Zeit zu weinen. Ich habe gedacht: Das ist schrecklich. Ich muß mich zusammenreißen ...

An den Füßen habe ich ihn erkannt

Es war wohl etwa 9 Uhr, am Morgen des Siebenten, da bin ich mit den Kindern und einem Karren losgegangen, um meinen toten Mann zu holen.

Hier muß ich Ihnen von den Kindern erzählen. Mein Ältester hieß Kazuo. Er ist am 9. Mai 1933, im zweiten

Jahr der Volksschule, gestorben. Als mein Mann starb, war mein zweiter Sohn, Hideo, neunzehn Jahre alt. Meine älteste Tochter, Nobuko, war siebzehn, der dritte Sohn, Masanobu, war fünfzehn, die zweite Tochter, Fumiko, war dreizehn, der vierte Sohn, Yoshinobu, war elf, die dritte Tochter, Michiko, war neun, der fünfte Sohn, Shigenobu, war sieben. Ich habe acht Kinder großgezogen.

Hätten wir Vermögen gehabt und wäre der Vater am Leben geblieben, dann hätten wir bequem auskommen können. Aber wir hatten kein Vermögen und dazu viele Kinder. Mein Mann und ich mußten doppelt so viel wie andere arbeiten; das war ein mühsames Leben. Ich erinnere mich immer noch gut daran, wie schwer es war, als ich zusammen mit meinem Mann arbeitete. Aber als dann durch die Atombombe mein Mann umkam, da war mir wie einer Krabbe, der man die Beine ausgerissen hat.

Ich hab Hideo und Nobuko mitgenommen, habe die Deichselstangen des Karrens gepackt und bin zum Shôsôji geeilt. Verwandte oder Nachbarn, niemand ist mitgekommen. Sie konnten ja nicht, denn in jeder Familie war der Vater oder die Mutter oder Kinder zu Tode gebrannt oder vermißt. Da konnte man nicht an andere Leute denken. Als wir beim Tempel ankamen, lagen dort viele, viele Leichen aufgereiht, verkohlt oder mit schrecklichen Verbrennungen. Es waren Dutzende oder Hunderte von Toten. Vom Tempelweg vor dem Tor bis in den Innenhof lag alles voll. Man konnte kaum die Füße irgendwohin setzen. Über die Gesichter waren dünne Strohmatten gelegt.

Als ich zum Tempelweg kam, habe ich unwillkürlich mit lauter Stimme: »Das ist Vater!« gerufen. Auf der rechten Seite, die zweite Leiche, das war Vater. Er lag da, mit einer Strohmatte zugedeckt. Ich hab die Matte zur Seite getan und ihn angesehen. Ich habe nur: »Wie siehst du aus!« gesagt und habe sein Gesicht in die Hände genommen. Er war mit Brandwunden übersät: Wie ein gehäuteter Spatz sah er aus, das Fleisch rot aufgequollen. Das Gesicht war unverletzt, es hatte einen milden Ausdruck.

Die andern aus dem Dorf meinten: »Wie hast du sofort gewußt, daß das dein Mann ist, als du die Füße gesehen hast?« Und ich habe gesagt: »Wir leben seit zwanzig Jahren zusammen als Mann und Frau. Da seh ich an den Füßen, daß das mein Mann ist.« – »Trotzdem: Daß du ihn unter so vielen Toten rausgefunden hast!« Alle standen um mich herum und haben sich gewundert, daß ich ihn an den Füßen erkannt habe.

Mein Mann hatte einen auffallend hohen Spann. An den Fußknöcheln waren die Wickelgamaschen übrig, die er am Morgen beim Weggehen anhatte. Der Rest war wie abgeschnitten. Er hatte sie nämlich an den Fußgelenken dreifach gewickelt. Dort war viel Sand zwischen den Gamaschen und der Haut. Über dem Fußgelenk waren die Gamaschen wohl weggebrannt. Es war nichts davon übrig. Am Gürtel hing noch das selbstgeschnitzte Tabaketui aus Holz.

Wir haben die mitgebrachte Steppdecke auf dem Karren ausgebreitet, haben meinen toten Mann daraufgelegt, ihn mit einer Strohmatte zugedeckt und nach Hause gebracht. Als wir aus dem Tempel nach draußen kamen, sahen wir viele, viele Verletzte auf der Straße vorbeigehen. Manche Leute hatten ihre Toten auf Schubkarren oder Fahrradanhänger gepackt. Alle eilten Richtung Norden. Weil sie einen Angriff von amerikanischen Bombern befürchteten, mieden sie die großen Straßen. Wir sind den buckeligen Weg auf dem Deich von Ôshiba hochgegangen. Denn da gab's Gebüsch und kleine Kiefern, wo man sich verstecken konnte, wenn ein feindliches Flugzeug angreifen würde.

Das Haus war durch den Windstoß verwüstet und wir haben erst mal aufgeräumt. Die Leiche meines Mannes haben wir in das hintere Zimmer gelegt. Gegen Abend kam mein Vater vorbei: »Ich wollte nur mal sehen, wie's dir geht.« Er ist sofort wieder gegangen. Ich bin ihm heute noch dankbar, daß er damals vorbeigekommen ist, obwohl bei ihm selbst der Neffe umgekommen war. Sonst kam niemand. Nur die Kinder und ich haben an der Leiche gewacht.

»Vater kommt nicht mehr zurück, so oft wir ihn auch rufen. Ihr müßt jetzt eurer Mutter beistehen.« So habe ich den Kindern Mut gemacht und sie um Hilfe gebeten, während wir unter der abgedunkelten Lampe um die Leiche meines Mannes saßen. Was sollte man sonst sagen. Die Kinder saßen da und hielten sich an den Händen. Ab und zu, so als käme in ihnen die Erinnerung hoch, sagte Nobuko oder Fumiko »Vater!« und klammerte sich an die Leiche.

Einäscherung am Flußufer

Am Achten mußten wir meinen Mann beerdigen. Aber wir hatten keinen Sarg. Im Haus waren auch keine Bretter, die man für einen Sarg hätte gebrauchen können. Ich bin zur Genossenschaft gegangen und habe Bretter geholt. Daraus habe ich zusammen mit den Kindern vorm Haus einen Sarg gezimmert. Die Bretter blieben ungehobelt und unbearbeitet. Es war ein sehr einfacher Sarg.

Wir haben ein paar Blumen aus dem Garten in den Sarg getan, haben ihn auf den Karren geladen und sind zum Flußufer hinterm Haus gegangen. Im Krematorium des Dorfes war der Ofen, weil er ununterbrochen in Gang war, geborsten und man konnte ihn nicht mehr gebrauchen. Deshalb gingen die Leute von morgens an zum Fluß und äscherten dort ihre Toten ein.

Als wir am Fluß ankamen, war alles voller Qualm.

Überall waren die Leute damit beschäftigt, den Vater oder die Tochter oder den Sohn zu verbrennen. Wir haben eine Grube in der Größe eines Menschen ausgehoben, haben darin Holzscheite aufgeschichtet und haben darauf den Leichnam meines Mannes gelegt. Darauf kamen wieder Holzscheite und Stroh. So haben wir die Einäscherung vorgenommen. Da ich so etwas noch nie gemacht hatte, habe ich zugesehen, wie es die anderen Leute neben mir machten und habe die Holzscheite und das Stroh genauso angeordnet. Mit einem Bündel Stroh habe ich den Scheiterhaufen angezündet und dabei Amida-Buddha angerufen. Mehr konnte ich nicht tun.

Während ich meinen Mann einäscherte, habe ich umhergeblickt: Einer nach dem anderen kam zum Fluß, hob eine Grube aus und verbrannte einen Toten. Die Leichen der Verletzten, die in der Schule gesammelt worden waren, wurden mit der Bahre hergetragen, -zig Leichen, und nebeneinander gelegt, mit Benzin übergossen und angezündet. Der Qualm und der Geruch von verbrannten Leichen lag schwarz über dem Himmel des Dorfes. Nachher habe ich gedacht: Wenn einmal die Atombombenopfer als Geister erscheinen, dann dort am Flußufer.

Die Einäscherung meines Mannes hat wohl zwei Stunden gedauert. Aber der Kopf ist übrig geblieben. Ich hatte nicht genug Holz beim Kopf hingelegt. Da habe ich noch einmal von vorn begonnen. Vielleicht wollte mein Mann einfach nicht sterben. »Was hast du bloß für Qualen gelitten, als du so schwarzgebrannt wurdest! Wo du doch sonst die kleinste Brandwunde so schmerzhaft empfunden hast. Das muß wehgetan haben, als du so zu Tode verbrannt bist.« Während ich den Kopf meines Mannes einäscherte, habe ich in meinem Herzen geweint. Ich hätte gern laut losgeheult, aber die anderen haben auch nur dagestanden und das Feuer angefacht, in dem ihre nächsten Verwandten verbrannten.

Ich habe die übriggebliebenen Knochen in den Krug,

den ich in der Küche hatte, eingesammelt. Es gab keinen ordentlichen Urnenkasten oder so etwas. Ich bin zum Tempel gegangen und habe gebeten, den Priester zu schicken, aber er konnte nicht kommen. Das ganze Dorf hatte Begräbnis, da hatte er keine Zeit. Ich habe mit den Kindern ein Sutra gebetet und eine kleine Trauerfeier abgehalten. Die darauffolgenden zwei oder drei Tage habe ich vor dem Krug mit der Asche meines Mannes zugebracht. Am Flußufer gingen auch nach dem Zehnten die Einäscherungen weiter. Die in der Schule untergebrachten Verletzten starben, einer nach dem anderen, und schwanden dahin auf dem Sand des Flußufers.

Von vielen Mitgliedern der Freiwilligen-Einheit aus diesem Dorf sind nicht einmal die Leichen heimgekommen. Mein Mann ist, wenn auch tot, heimgekommen. Ich habe ihn mit diesen meinen Händen eingeäschert. Ich habe noch Glück gehabt.

Es gibt nichts Schlimmeres, nichts Grausameres: Krieg darf nicht sein. Zu mir kommen häufig Studentinnen und bitten mich, von der Atombombe zu erzählen. Ich kann in zehn oder zwanzig Minuten nicht erzählen, was ich durchgemacht habe. Deshalb erzähle ich bei solchen Gelegenheiten nichts. Nur, weil ich nicht vergessen kann, wie weh das getan hat, den Mann durch die Atombombe zu verlieren, sage ich ihnen: »Paßt bitte auf, daß wir nicht in einen Krieg verwickelt werden!« Das sag ich ihnen immer wieder.

Die Kinder sind inzwischen groß geworden und ich habe Enkel. Wenn sie dann und wann heimkommen, dann erzähle ich ihnen, wie schrecklich die Atombombe ist, aber sie wollen nicht zuhören. Deshalb zeig ich ihnen dieses Buch (›Hiroshima‹, eine 1952 im Verlag Iwanami erschienene kleine Photosammlung). Wenn's Photos sind, sehen auch die Enkel hin. Weil ich's immer wieder zeige, sind der Umschlag und auch die Seiten drinnen so zerfetzt.

Die anderen gingen Tag für Tag nach Hiroshima, um ihre Männer zu suchen. Ich habe gedacht: Was hatte ich für ein Glück. Wievielmal trauriger muß das für jene gewesen sein, die rein gar nichts von ihren Männern wiedergesehen haben. Sie taten mir leid.

Es verging einige Zeit, bis ich wieder Lust zum Arbeiten bekam. Die Felder warten nicht, ob der Mann stirbt, oder ob ich weine. Wenn man nicht Wasser und Dünger dazugibt, verdorren die Feldfrüchte. Aber Dünger gab's keinen. Da blieb nichts anderes übrig, als nach Hiroshima zu gehen und Fäkalien zu holen. Als ich das mit den Kindern besprach, haben sie gesagt: »Ich geh mit.« – »Ich auch!« Ich habe Hideo, der bei Mitsubishi-Schiffbau arbeitete, kündigen lassen und habe mit den Kindern angefangen, Fäkalien zu holen.

Morgens um 1 Uhr sind wir aufgestanden. Ich habe Reis gekocht und um 2 Uhr sind wir mit den Jauchefässern auf dem Pferdewagen losgegangen. Hiroshima war fast völlig vernichtet. Nur in der Nähe des Bahnhofs Hiroshima standen in Kaniyachô und Hijiyama noch die Häuser. Wo keine Menschen wohnen, gibt's ja keine Fäkalien. Die Häuser, wo mein Mann früher Fäkalien bekommen hatte, lagen in der Gegend von Kaniyachô. Ich dachte, ich gehe hin und nenne den Namen meines Mannes, dann finde ich wohl jemanden, der ihn kennt, und bekomme Fäkalien ... Als ich durch Kaniyachô ging, traf ich Herrn Shinoda, der aus Kawauchi stammte. Er war Vorsitzender der Nachbarschaftsvereinigung in Kaniyachô. »Kann ich hier in der Gegend Fäkalien bekommen? Ich habe Gemüse mitgebracht. Bitte, tauschen Sie das dagegen ein.« – »Da werden alle froh sein, Fäkalien gegen Gemüse zu tauschen. Ich sage ringsum Bescheid.« Er war ein hilfsbereiter Mensch. Später hat er auch bei der Eisenbahn Bescheid gesagt.

Wenn es dann aber ans Ausschöpfen der Latrinen ging, da ekelten sich die Söhne davor. So war das Ausschöpfen meine Aufgabe. Die Söhne packten die Fässer auf den Pferdewagen. Wenn wir etwa zehn Fässer aufgeladen hatten, überließ ich den Rest den Kindern und bin über den Buckelweg am Flußdeich nach Hause geeilt, um auf dem Feld zu arbeiten.

Im Winter war das Fäkalienholen besonders schlimm: Es war so kalt! Auf dem Kopf hatten wir wattierte Luftschutzhauben, dazu haben wir uns warm angezogen. Aber nachts um 3 oder 4 Uhr, da geht die Kälte durch Mark und Bein. Wir haben die Fässer aufgeladen, haben uns in deren Windschatten auf den Wagen gehockt und sind fast zwei Stunden auf dem knarrenden, schwankenden Wagen gefahren.

Weil ich schon bald nach der Atombombe mit den Kindern Fäkalien holen gegangen bin, hatten wir die Jauchegrube voll. Wir hatten mehr als wir auf den eigenen Feldern gebrauchen konnten. In der Nachbarschaft gab's viele Leute, die auch gern gegangen wären, die aber keine Zeit hatten, oder Frauen, die einen Pferdewagen besaßen, aber ohne ihren Mann nicht damit fertig wurden. Mit einem Handkarren aus zwei Meilen Entfernung Fäkalien holen, das schafft eine Frau nicht. So haben sie sich an mich gewandt: »Ich pflüge dir das Feld: Kannst du mir dafür von den Fäkalien geben?« oder: »Verkauf mir was davon.« Ich habe an mehrere Häuser, die Wagenladung für 1 Yen und 70 Sen, verkauft. Feldarbeit, ohne Fäkalien holen zu können, das war schlimm. Die anderen waren froh, wenn sie von mir was bekamen.

Wir haben viel Gemüse angebaut und haben es mit dem Wagen in die Stadt geschafft. Das Verteilen haben wir Herrn Shinoda überlassen. Die Kinder waren eifrig dabei, beim Fäkalien holen. Die Nachbarn haben mich beneidet. Ich habe den Kindern oft gesagt: »Wenn Vater da wäre, dann würde ich euch das nicht zumuten.« Die Kinder hatten allerdings keine Erfahrung in der Feldarbeit, weil sie lange beim Arbeitsdienst gewesen waren. Die Arbeit ging ihnen nicht gut von der Hand. Ich hatte nur den einen Gedanken: Wie ich die 4 Tan und 5 Se Gemüsefelder zusammenhalte und die Kinder großkriege. Und ich bin aufs Feld gegangen, egal ob's regnete oder ob die Sonne schien. Wenn man nichts tut, kommt nichts raus.

Seit mein Mann tot ist, bin ich niemals krank gewesen. Mein Mann beschützt mich. Der Gedanke hat mir Kraft für die Arbeit gegeben und deshalb habe ich mich ganz der Feldarbeit widmen können. Die Kinder sagen heute oft: »Paß auf, daß du dich nicht überarbeitest!« Sie wissen gut, wie sehr ich mich anstrenge.

Hideo erholt sich momentan von einer Krankheit. Yoshinobu hat nach Minuchi, Gemeinde Yuki, Kreis Saeki, geheiratet, als adoptierter Schwiegersohn. Masanobu ist 1958 gestorben. Hideos Frau und ich machen allein die Feldarbeit.

Den Kindern sage ich immer: »Vater lebt in meinem Herzen.« Beim Arbeiten mag ich nicht hinter anderen zurückstehen. Ich habe gedacht: Ich muß arbeiten, bis ich die Kinder groß habe. Als ich siebenundsiebzig wurde, habe ich nicht die übliche Feier gemacht. Mein ganzes Leben war eine einzige Anstrengung.

Sie haben gut zugehört die ganze Zeit. Kommen Sie wieder, jederzeit. Ich erwarte Sie.

Nachwort des Herausgebers

Das unterbrochene Gebet

Die Bäume im Friedenspark von Hiroshima sind jetzt über dreißig Jahre alt und haben üppiges, dichtes Laubwerk. 1981, am Morgen des 6. August, ging ich zwischen diesen Bäumen hindurch in westliche Richtung. Ich wollte an der gemeinsamen Gedächtnisfeier des Dorfes Kawauchi-Nukui vor dem Gedenkstein für die Toten der Freiwilligen-Einheit (am Flußdeich des Ôtagawa) teilnehmen. Dort versammelten sich die Witwen und die anderen Hinterbliebenen aus Nukui, das besonders schlimm betroffen war. Die Witwen sind inzwischen alte Frauen. Begleitet von ihren Schwiegertöchtern und Enkeln waren sie zum Gedenkstein gekommen und hatten Blumen aus ihren Gärten mitgebracht. Der Weihrauch stieg auf, umhüllte den Stein und löste sich auf im Himmel über dem Fluß.

Etwa zweihundert Menschen waren um den Stein versammelt. 8.15 Uhr: Die Sirenen ertönen über der ganzen Stadt. Die Anwesenden sind ins Gebet vertieft. In ihren Gedanken wird die Erinnerung an den Tod der nächsten Verwandten lebendig, als sei es erst gestern geschehen. Um 8.15 Uhr vor fast vierzig Jahren wurde die Freiwilligen-Einheit von Nukui vernichtet. Viele blieben vermißt, ohne daß je eine Spur von ihnen entdeckt worden wäre, andere wurden als Tote gefunden oder starben bald darauf an ihren Verletzungen. Die Witwen wischen sich mit ihren runzeligen Händen die Tränen fort.

Der Gedenkstein wurde am 6. August 1964 von den Hinterbliebenen auf eigene Kosten für 400000 Yen errichtet. Es ist ein großer Stein von zwei Metern Höhe und drei Metern Breite. Seine Rückseite trägt die Namen der durch die Atombombe Umgekommenen. Es sind hundertachtzig Menschen. Vierundachtzig aus Kami-Nukui, sechsundvierzig aus Naka-Nukui, fünfzig aus Shimo-Nukui. Vierundneunzig waren Männer, sechsundachtzig Frauen. Rechts neben dem Gedenkstein steht ein zweiter Stein mit einer langen Inschrift:

»In Ehrfurcht den Seelen der Mitglieder der Freiwilligen-Einheit gewidmet.

Den 6. August 1945, morgens 8.15 Uhr, werden wir nie vergessen. Es war ein Tag, dessen Schrecken alles Trauern übersteigt. Hier ruhen unsere Angehörigen nach ihrem qualvollen Tod inmitten des von der Atombombe ausgelösten Infernos. Einhundertvierundsiebzig* unschätzbare Opfer, umgekommen bei der Befolgung eines strengen militärischen Befehls. An jenem Tage sind sie vom frühen Morgen an ihrer Arbeit nachgegangen und haben Häuser abgerissen. Das war die ›Freiwilligen-Einheit von Kawauchi‹ aus dem Weiler Nukui, ehemals Dorf Kawauchi, Kreis Asa. Wir brauchen hier nicht über unsere Abscheu vor dem Krieg zu sprechen. Wir, die Hinterbliebenen, hören nie auf, mit blutenden Herzen an diejenigen zu denken, die ihr junges Leben hingegeben haben. Während die Vorzeichen eines kommenden Friedens von diesem Orte ausgehen, haben wir gemeinsam einen Gedenkstein errichtet, auf daß immerfort von den unschätzbaren Opfern gesprochen werde. Mögen Eure Seelen auf ewig in Frieden ruhen.«

Die Menschen aus Nukui nehmen nicht an der von der Stadt Hiroshima veranstalteten »Gedenkfeier für die Toten der Atombombe« und dem »Gebet für den Frieden« teil. Sie beten bei dem von ihnen selbst errichteten Gedenkstein für die Toten der Freiwilligen-Einheit: »Eine

* Die Differenz zu der oben genannten Zahl hundertachtzig erklärt sich wohl daraus, daß in der Liste nachträglich Namen ergänzt wurden, während die Inschrift auf dem Stein nicht geändert wurde.

Friedensfeier, bei der die Polizei kontrolliert, das ist kein Frieden. Wir versammeln uns nicht, um ein lautes Fest zu veranstalten, wir beten still für die Toten.« (Takasaki Haru, achtundsiebzig Jahre alt.) Das ist die wahre Stimme der »Atombombenwitwen«.

1981, bei der von der Stadt Hiroshima veranstalteten Friedensfeier zum sechsunddreißigsten Jahrestag des Bombenabwurfs, nahm zum erstenmal nach fünf Jahren wieder ein japanischer Ministerpräsident, Suzuki Zenkô (als dritter von zwölf Ministerpräsidenten seit Beginn der Feiern 1947) an der Feier teil. Vor dem Gedenkstein für die Atombombenopfer schwor er, an dem in den »drei Grundsätzen« formulierten Verzicht Japans auf Atomwaffen festzuhalten und zum Weltfrieden beizutragen. Sofort danach verließ er die Versammlung. Dabei wurde die kleine Feier vor dem Gedenkstein für die Toten der Freiwilligen-Einheit unterbrochen. Die Sonderkampftruppe der Polizei gab die Anweisung: »Das Auto des Ministerpräsidenten fährt hier vorbei. Die Feier ist sofort abzubrechen!« Die Leute von Nukui zogen sich auf den Bürgersteig und den freien Raum zu beiden Seiten des Gedenksteins zurück. »Wieso muß er hier durch? Er kann doch zu Fuß gehen«, murmelte jemand. Der Ministerpräsident fuhr vorbei. Niemand winkte ihm zu.

Zehn Meter weiter steht der Gedenkstein für 352 Schüler der Zweiten Mittelschule Hiroshima und noch etwas weiter der Gedenkstein für 270 Schüler der Handelsschule Hiroshima. Überall war man mitten in der Gedenkfeier. Ob der Ministerpräsident wohl in den Augen der auf beide Seiten der Straße zurückweichenden Menschen gelesen hat? Ob er begriffen hat, daß er ihre Feiern störte?

Als der Wagen des Ministerpräsidenten vorbei war, und der strenge Polizeikordon aufgelöst wurde, versammelten sich die Menschen wieder vor den Gedenksteinen. Der Schülervertreter der Städtischen Mittelschule in Jônan, Isenobô Hiroshi, fuhr fort mit dem feierlichen Versprechen: »Wir werden eine friedliche Welt aufbauen!« Die Hinterbliebenen zündeten weiter Weihrauchstäbchen an. Weißer Oleander erhellte die Luft unter dem von Regenwolken überzogenen Himmel.

Wie eine Pilgerfahrt

Am 10. November 1981, nachdem ich die Niederschrift der Berichte der neunzehn Witwen von Nukui abgeschlossen hatte, bin ich noch einmal vom Gedenkstein für die Toten der Freiwilligen-Einheit in der Innenstadt bis Nukui gewandert. Das sind zwölf Kilometer. Bei Ôshiba bin ich auf den Flußdeich gestiegen und weiter über den alten Deichweg gegangen, habe die große Brücke von Gion überquert und bin über Furuichi und Higashihara bis Shimo-Nukui gegangen. Das ist der Weg, den die Witwen von Nukui auf der Suche nach ihren Männern und Kindern immer wieder gegangen sind. Zwischen Higashihara und Nukui gibt es hier und da kleine Bambuswäldchen am Wege. Zur Zeit der Atombombe waren beide Seiten des Weges voll Bambus. Hierhin sind die Bewohner vor den Angriffen feindlicher Flugzeuge geflohen, wird erzählt.

Dies ist der Tränenweg der Witwen. Dies ist der Weg auf dem die Verletzten aus dem brennenden Hiroshima flohen. Das Bambusdickicht zu beiden Seiten des Weges war damals voller Toter. Wenn ich stehenblieb und in die Tiefe des Bambusdickichts blickte, lief es mir kalt über den Rücken.

Als ich im Ortsteil Nukui anlangte, kam ich zunächst zwischen dem alten Deichweg und der Staatsstraße in den Seseragi-Park, der durch die Flußregulierung zustande gekommen ist. Hier war früher das breite Flußufer. Hier wurden vom 6. August an, einen Monat lang, die Toten eingeäschert. Es ist vorgekommen, daß jemand in dem Glauben, Menschenknochen seien ein gutes Mittel gegen Verbrennungen, fremde Knochen auflas und das Knochenmehl auf die Wunden eines Verletzten streute. Es wird gesagt: »Wenn die Atombombenopfer einmal als Geister erscheinen, dann dort am Flußufer.« (Sugita Chiyoko, siebenundsiebzig Jahre alt.) Aber nichts dergleichen wird berichtet. Auf dem Sand des Flußufers, der die Asche der Opfer und die Tränen der Verwandten aufgenommen hat, wächst heute dichter Rasen. Als ich dort vorbeikam, war tiefer Herbst.

Ich ging vom Deichweg hinab nach Nukui. Auch hier schreitet die Verstädterung voran. Der Bau von Einfamilienhäusern und Mietwohnungen hat die Felder kleiner werden lassen. Die Bauern wohnen wie eh und je auf ihren Höfen und bauen Gemüse an. Auf den Höfen oder am Rande der Felder liegen die Begräbnisplätze. In diesem Dorf gibt es keinen Gemeindefriedhof. Jede Familie hat ihren eigenen Begräbnisplatz. »Alle an einem Ort« oder »Grab der Generationen« steht dort in Stein gehauen. Bei jeder Grabstätte stechen mir die Zahlen »6. 8. 1945« ins Auge, jeweils verbunden mit den Wörtern »gestorben« oder »bei der Atombombe umgekommen«.

Nukui, das aus drei Weilern mit zusammen zweihundertfünfzig Haushalten bestand, hatte hundertachtundsechzig tote Mitglieder der Freiwilligen-Einheit (davon sechsundachtzig Männer und zweiundachtzig Frauen), achtzehn nicht zu der Einheit zählende Tote und zwölf nachträglich an Folgeschäden Gestorbene zu beklagen. So ist es selbstverständlich, daß nahezu auf jedem Familienbegräbnisplatz Tote der Atombombe ruhen, Tote unterschiedlichen Alters: vierzig Tote bis neunzehn Jahre alt, vierundvierzig Tote in den Zwanzigern, einunddreißig Tote in den Dreißigern, dreiunddreißig Tote in den Vierzigern, dreiundvierzig Tote in den Fünfzigern, ein Toter über sechzig; bei sechs Toten ist kein Alter angegeben. Uns wird vor Augen geführt, wie unterschiedslos die Atombombe alle, auch die Zivilisten, niedermetzelt.

Nukui wurde am 6. August 1945 in eine Welt hineingestoßen, die »für die Toten die Hölle, aber auch für die Zurückgelassenen die Hölle« (Nomura Masako, sechzig Jahre) war. Sechsunddreißig Jahre danach ist das Dorf wiedererstanden als stadtnahes Gemüseanbaugebiet. Ich bin durch das friedliche herbstliche Dorf gegangen und habe, jedesmal wenn ich auf das Grab eines Atombombenopfers stieß, wie bei einer Wallfahrt dort gebetet.

»Ich habe Angst vor der Gegenwart«

In Nukui steht die Städtische Grundschule Kawauchi. Damals hieß sie Volksschule Kawauchi. Dort wurden die Verletzten gesammelt, insgesamt einhundertfünfzig Menschen. Etwa die Hälfte starb einen qualvollen Tod und wurde am Flußufer des Furukawa eingeäschert.

In einer Ecke des Schulhofes steht ein Stein »Zum Gedenken an die Siege in den drei Kriegen«. Einhundertzehn Namen von Teilnehmern an den »drei Kriegen« (Chinesisch-Japanischer Krieg 1894/1895, Feldzug zur Niederschlagung des Boxeraufstandes in China 1900, Russisch-Japanischer Krieg 1904/1905) sind auf dem Stein verzeichnet. Nach diesen drei Kriegen hat sich Japan in den »Pazifischen Krieg« gestürzt. Dieser Stein hat die Schrecken der Atombombe gesehen. Vielleicht sind Opfer der Atombombe an diesen Stein gelehnt gestorben. Angesichts dieser Geschichte erscheinen mir die Worte »Zum Gedenken an die Siege« doch allzu unverschämt.

Links neben dem Schultor steht ein Stein zum »Totengedenken für die Opfer des Krieges aus Kawauchi«. Es ist eine kleine, schmale Stele. Er wurde von der Witwenvereinigung »Weiße Pflaumenblüte« im Dezember 1953 errichtet. Stellvertretend sind die Namen der Vorsitzenden Nishimura Chiyono und der zwei stellvertretenden Vorsitzenden Takasaki Haru und Fujii Tomiko eingemeißelt. Was lernen die Kinder wohl, wenn sie die beiden Steine vergleichen?

Fast alle »Atombombenwitwen« klagen darüber, daß die Enkel nichts hören wollen von der Atombombe. Diese Frauen haben die Atombombe erlebt, und das zwingt sie zu erzählen, weil sie wünschen, »daß es bis zur Generation der Enkel und Urenkel keinen Krieg gibt«. »Vielleicht gibt's einen Krieg, wenn meine Urenkel etwa zwanzig sind, und wieder werden Menschen ermordet. Wenn ich daran denke, dann habe ich Angst vor der Gegenwart. Es darf nie wieder Krieg geben!« Fujioka Kiyonos (vierundachtzig Jahre) Worte sind ernst und eindringlich. Aber die Kinder, die auf dem Schulhof spielen, verstehen diese »Angst vor der Gegenwart« der alten Leute nur schwer. Die »Atombombenwitwen« sehen die Gefahr in der Gegenwart mit ihrer Ausweitung der Rüstung und der Diskussion über amerikanische Atomwaffen in Japan und sagen deshalb: »Ich habe Angst vor der Gegenwart.« Sie wünschen sich nichts sehnlicher, als daß die Enkel, als daß die Umwelt als Ganzes dies begreift.

Neunzehn Lebensberichte

Im Juli 1980, kurz vor dem Gedenktag, habe ich den Entschluß gefaßt, das Leben der »Atombombenwitwen« aufzuschreiben. Fünfunddreißig Jahre nach dem Krieg ist die Erosion der Erinnerung weit fortgeschritten. Diejenigen, die die Atombombe erfahren haben, kommen ins hohe Alter, und über Bauersfrauen und ihre Erfahrung der Atombombe gibt es keine einzige größere Darstellung. Wenn man es jetzt nicht aufschreibt, dann wird es gar keine Dokumentation der von der Atombombe betroffenen Bauern geben. Bei dem Gedanken erfaßte mich eine große Unruhe; ich wählte das Dorf Nukui aus und besuchte, wann immer ich eine freie Stunde hatte, die »Atombombenwitwen«.

Ich wollte kein bloßes Atombombendokument schaffen. Ich beschloß, es als Lebensbericht von neunzehn Frauen anzulegen. Ich habe deshalb nicht gesagt: »Bitte erzählen Sie, wie es war bei der Atombombe«, sondern: »Berichten Sie mir bitte über Ihr Leben, von der Geburt bis heute.« – »Sie sind der erste, der nach meiner Geburt und Kindheit fragt« – so und ähnlich antworteten sie und erzählten mir ihr ganzes Leben: Was bedeutete der Tod ihres Mannes oder ihrer Kinder für das Leben dieser Frauen, wie hat das ihr Leben verändert ... So wird der gesamte Verlauf ihres Lebens deutlich. Alle haben rückhaltlos von ihren Gedanken und Gefühlen berichtet.

Ich habe kein Tonband benutzt. Ich mag es nicht, wenn eine Maschine in das Gespräch zwischen Mensch und Mensch tritt. Ich habe sorgfältigst mitgeschrieben. Ob im Hauseingang oder im Gewächshaus, wo auch immer die Witwen mir ihre Erlebnisse erzählten, dort habe ich mich hingesetzt und zugehört. Manchmal habe ich auch auf dem Boden hockend geschrieben. Wenn eine Frau zwei oder drei Stunden lang erzählte, dann bekam ich auch mal einen Krampf in den Fingern. Wenn ich mit voller Aufmerksamkeit mitschrieb, so erzählte die alte Frau mir gegenüber auch mit ganzem Ernst. Manchmal sprach sie auch langsamer, wenn ich nicht mitkam. Ich wurde eins mit der alten Frau mir gegenüber. Ich folgte dem Rhythmus ihres Atems, und wir haben auch zusammen geweint. Die Erzählung ging hin und her, und manchmal riß der Faden der Geschichte. Das soll so bleiben. Aufgrund der Notizen rekonstruierte ich den Text der Erzählung und schuf die endgültige Niederschrift. Dieser Text ist keine mechanische Mitschrift.

Geht man von der Grundschule Kawauchi weiter nach Norden, so kommt man zum Hachiman-Schrein von Nukui und zum Tempel Jôgyôji. Dort verzehrte ich mein mitgebrachtes Mittagessen an den Tagen, als ich Nukui besuchte. Bei den sommerlichen Abendgewittern habe ich im Hachiman-Schrein Schutz vor dem Regen gesucht.

Im Jôgyôji versammeln sich am Sechsten jeden Monats die »Atombombenwitwen« zum Gedenken an ihre Männer und Kinder. Diese Sitte begann kurz nach dem Kriege und wird auch heute fortgeführt. In den ersten zehn Jahren versammelten sich jeweils mehr als siebzig Menschen. Heute sind es oft weniger als zwanzig.

Sechsundzwanzig Witwen überlebten bis heute. Von neunzehn Witwen konnte ich die Lebensberichte aufzeichnen. Alle arbeiten tüchtig. Egal wann ich hinkam, waren sie mit der Feldarbeit beschäftigt. Wenn ich meinte, ein Regentag sei das Richtige zum Erzählen, dann fand ich eine vierundachtzigjährige Frau beim Auberginenpflücken auf dem Feld. Sie sagen einfach: »Ich hasse Unkraut« oder: »Arbeiten ist mein Lebensinhalt«. Trotzdem ließen sie die Hände ruhen, wenn ich sie aufsuchte, und erzählten. Als ich dann heimging, bekam ich Spinat oder Lauch mit; ab Anfang Herbst zogen sie mir Rettiche aus der Erde. Diese alten Frauen begegnen anderen Menschen mit Aufmerksamkeit und Mitgefühl.

Während ich im menschenleeren Garten des Jôgyôji stand, erinnerte ich mich an die eine und die andere dieser alten Frauen. Sie haben ihre Berichte mit Schlußfolgerungen abgeschlossen: »Man darf keinen Krieg machen«, »wieso bauen sie überhaupt Atombomben?«, »es gibt nichts Schlimmeres als die Atombombe«. Ich werde diese Worte der Witwen nicht vergessen. Die Erinnerung an die Erfahrung von Hiroshima muß festgehalten werden. Sie darf nicht der Erosion überlassen werden. Ich betete für ein langes und friedvolles Leben dieser Zeuginnen und trat durch das Tempeltor nach draußen.

Glossar

Alter: Das Lebensalter eines Menschen wurde in Japan früher nicht wie im Westen von Geburtstag zu Geburtstag gerechnet, sondern es wurden die Kalenderjahre gezählt, in denen der Betreffende gelebt hatte: Mit der Geburt war er ein Jahr alt, mit dem nächsten Neujahr zwei Jahre. So kann sich zwischen der »alten« japanischen Zählung und der westlichen Zählung eine Differenz von einem bis zwei Jahren ergeben.

Amida-Buddha: Der Buddha des westlichen Paradieses (des »Reinen Landes«), welcher denjenigen, der ihn gläubig anruft, errettet. Der Amida-Glaube bildet in Japan die Basis großer buddhistischer Sekten, die vor allem breite Schichten des einfachen Volkes ansprechen.

Gerste: Im japanischen Text steht meist »mugi«, was alle Getreidesorten außer Reis und Hirse bezeichnet. Tatsächlich werden in der Gegend von Hiroshima verschiedene Getreidesorten angebaut. Für die Vermischung mit Reis (mugimeshi) wird jedoch vorzugsweise Gerstenschrot verwandt.

Götterbord: Das Götterbord (kamidana) ist eine gesonderte Kultstätte für die Shintô-Götter in der Familie. Allerdings besitzen nicht alle Häuser neben dem buddhistischen Hausaltar ein solches Götterbord.

Hachiman: Shintô-Gottheit, in neuerer Zeit gewöhnlich als Kriegsgott verehrt. Neben der Reis-Gottheit Inari ist Hachiman die populärste Gottheit des Shintô.

Hausaltar (butsudan): Der Hausaltar ist eine schrankartige Gebetsstätte, die sich in der Regel im wichtigsten Zimmer eines japanischen Hauses befindet. Dort sind die Namenstafeln der Verstorbenen der Familie aufgestellt. Jeden Tag wird den Toten etwas frisches Essen gereicht. In der Institution des Hausaltars – wie überhaupt im Brauchtum, das die Toten betrifft – vermischen sich chinesische Ahnenverehrung mit buddhistischen und ursprünglich japanischen (shintoistischen) Vorstellungen.

Hirse: Im japanischen Text werden fast immer zwei Hirsesorten zusammen genannt, nämlich Kolbenhirse (awa) und Rispenhirse (kibi), letztere bei uns auch einfach Hirse genannt. Aus sprachlichen Gründen wurde bei der Übersetzung auf diese Differenzierung verzichtet.

Holzsandalen (geta): Geta bestehen aus einem rechteckigen Brettchen als Sohle und zwei Stegen darunter sowie einem V-förmigen gepolsterten Zehenriemen. Sie waren früher im bäuerlichen Bereich eher Luxus, da sie im Gegensatz zu den selbst geflochtenen Strohsandalen von Handwerkern hergestellt wurden und deshalb gekauft werden mußten.

Hypozentrum: Dieser Begriff bezeichnet den Punkt direkt unter der zur Explosion gebrachten Atombombe (in Hiroshima wurde sie etwa in 600 Metern Höhe gezündet). Dieser Punkt lag in der Nähe der Industrie- und Handelskammer, deren von einer großen Kuppel gekrönte Ruine (»Atombombenkuppel«) heute als Wahrzeichen gilt.

Keloid: Keloide sind Narbenwucherungen, die besonders häufig nach Verbrennungen durch Strahlen auftreten. Sie können operativ entfernt werden, bilden sich danach aber häufig neu und können zu Hautkrebs führen.

Maulbeerbaum: Die Blätter des Maulbeerbaums dienen als Futter für die Seidenraupen.

Meile (ri): Traditionelles japanisches Längenmaß (1 Meile entspricht etwa 3,9 Kilometern).

Moxa: Heilverfahren der chinesisch-japanischen Medizin, das ähnlich wirkt wie die auch in Europa bekannte Akupunktur. Dabei werden auf bestimmten Punkten der Haut kleine Häufchen von pulverisierten Heilkräutern angezündet und schmoren gelassen.

Reis: Unvermischten Reis zu essen, galt früher als Luxus. Gewöhnlich wurde der Reis mit Gerstenschrot vermischt (mugimeshi) gekocht. Siehe auch: das Stichwort Wasserfeld.

Se: Traditionelles japanisches Flächenmaß (zirka 1 Ar); 10 Se ergeben 1 Tan.

Shaku: Traditionelles japanisches Längenmaß (zirka 30 Zentimeter).

Shô: Traditionelles japanisches Hohlmaß (etwa 1,8 Liter).

Strohsandalen (zôri): Strohsandalen wurden früher in der eigenen Familie hergestellt und oft innerhalb eines Tages durchgelaufen. Deshalb gehörte das Strohsandalenflechten zur (meist spät abends erledigten) täglichen Arbeit. Für die Arbeit auf dem Feld wurden gelegentlich – wohl auch wegen der Materialersparnis – »kurze Strohsandalen« (ashinaka-zôri) bevorzugt, die nur die vordere Hälfte der Fußsohle abdeckten.

Sutra (o-kyô): Sanskritbezeichnung für buddhistische heilige Schriften, welche in Japan in der Regel in ihrer chinesischen Fassung gelesen beziehungsweise rezitiert werden.

Taifun: Mit starken Regen verbundene Stürme, die jedes Jahr im September den Südwesten und die Ostküste Japans heimsuchen und häufig Überschwemmungen auslösen. In den hier vorliegenden Berichten wird auf den Taifun vom 20. September 1943 (bei dem in West-Japan insgesamt 768 Menschen umkamen) und auf den Taifun vom 17. September 1945 (in West-Japan 2400 Tote), den sogenannten Makurazaki-Taifun, Bezug genommen.

Tan: Traditionelles japanisches Flächenmaß (etwa 10 Ar). 1 Tan besteht aus 10 Se.

Tôfu: Aus Sojabohnen hergestellte quarkartige Masse, die in ganz Ostasien ein Grundnahrungsmittel ist.

Totenfest (o-bon): Traditionell am 15. Tag des 7. Monats des Mondkalenders gefeiertes Fest (heute gewöhnlich Mitte August), bei dem die Seelen der Toten von den Grabstätten vorübergehend ins Haus geholt und dort »bewirtet« werden. Das Fest ist auf den Dörfern gelegentlich mit großen Rundtänzen der Bevölkerung im Freien verbunden und stellt immer noch – neben dem Neujahrsfest – den wichtigsten Einschnitt im japanischen Jahr dar.

Trockenfeld (hatake): Bei Angaben über den Bodenbesitz werden grundsätzlich Trockenfelder (für Getreide und Gemüse) und Wasserfelder (für Reis) unterschieden. In der Übersetzung wird in der Regel ersteres als »Gemüsefeld«, letzteres als »Reisfeld« bezeichnet.

Wasserfeld (suiden): Reis wird in Japan nahezu immer im Naßfeldbau auf sogenannten Wasserfeldern angebaut. Dabei wird der Reis zunächst in Ziehbeeten gesät, die kleinen Pflänzchen erst danach büschelweise in das eigentliche Feld (welches künstlich unter Wasser gesetzt wird) ausgepflanzt.

Zur Aussprache japanischer Namen

Die für die hier verwandte Umschrift des Japanischen (die sogenannte Hepburn-Umschrift) gültige Faustregel lautet: Vokale wie im Italienischen, Konsonanten wie im Englischen; lange Vokale (durch Zirkumflex gekennzeichnet) etwa doppelt so lang wie die recht kurz und tonlos gesprochenen kurzen Vokale; dabei möglichst gleichmäßig betonen (»stress accent« vermeiden).

Beispiele:

Kawauchi	= Kawa-utschi
Chôjûen	= Tschoodschuu-en
Ôzu	= Oosu
Tôkaichi	= Tooka-itschi
Tomie	= Tomi-e
Tomeichi	= Tome-itschi
Ryôso	= Rjoo-sso
Shimooke	= Schimo-oke
Sugita	= Ssugita
Chizuko	= Tschisuko

Literatur

Lieferbare deutschsprachige Bücher über die Atombombenabwürfe auf Hiroshima und Nagasaki am 6. August und am 9. August 1945

Anders, Günther: Hiroshima ist überall. Verlag C. H. Beck, München 1982 (der Band vereinigt drei ältere Werke des Philosophen von 1959, 1961 und 1965)

Braw, Monica: Wir sind die Angst der Welt. Ein Roman von den Überlebenden in Hiroshima und Nagasaki. Fischer Taschenbuch Verlag, Frankfurt am Main 1984 (zuerst erschienen in Stockholm 1982)

Bruckner, Karl: Sadako will leben. Verlagsgesellschaft Jugend und Volk, Wien, München 1982 (Jugendroman; Erstausgabe Wien 1961)

Drescher, Brigitte, und Detlev Garbe: Es begann in Hiroshima ... Mit einem Beitrag von Dorothee Sölle. Lamuv Verlag, Bornheim 1982

Erlinghagen, Helmut: Hiroshima und wir. Augenzeugenberichte und Perspektiven. Fischer Taschenbuch Verlag, Frankfurt am Main 1982

Greune, Gerd, und Klaus Mannhardt: Hiroshima und Nagasaki. Pahl-Rugenstein Verlag, Köln 1982

Hachiya, Michihiko: Hiroshima-Tagebuch. Aufzeichnungen eines japanischen Arztes vom 6. August bis 30. September 1945. Hyperion Verlag, Freiburg i. Br. 1955 (Erstausgabe Tokio 1950/1952)

Herlin, Hans: Achtung Welt. Hier ist Kreuzweg. Die Flieger von Hiroshima. Ernst Kabel Verlag, Hamburg 1983. Taschenbuchausgabe: Ullstein Verlag, Berlin 1984

Hersey, John: Hiroshima, 6. August 1945, 8.15 Uhr. Autoren-Edition, München, Königstein 1982 (Erstausgabe New York 1946; deutsche Übersetzung zuerst Zürich 1947)

Ibuse, Masuji: Schwarzer Regen. Fischer Taschenbuch Verlag, Frankfurt am Main 1985 (Erstausgabe Tokio 1969; deutsche Übersetzung zuerst im Aufbau-Verlag, Berlin und Weimar 1974)

Itô, Narihiko, Siegfried Schaarschmidt, Wolfgang Schamoni (Hrsg.): Seit jenem Tag. Hiroshima und Nagasaki in der japanischen Literatur. Fischer Taschenbuch Verlag, Frankfurt am Main 1984

Jungk, Robert: Strahlen aus der Asche. Geschichte einer Wiedergeburt. Rowohlt Taschenbuch Verlag, Reinbek bei Hamburg 1980 (Erstausgabe 1963)

Kelly, Petra (Hrsg.): Laßt uns die Kraniche suchen. Hiroshima – Analysen, Berichte, Gedanken. Werkhaus Verlag, München 1983
Maruki, Toshi: Das Mädchen von Hiroshima. Verlag St. Gabriel, Mödling, Wien 1984 (Kinderbuch; Erstausgabe Tokio 1980)
Nagai, Takashi: Die Glocken von Nagasaki. Geschichte der Atombombe. G. E. Schroeder Verlag, Kleinjörl bei Flensburg 1980 (Erstausgabe Tokio 1949; deutsche Übersetzung zuerst München 1955)
Nakazawa, Keiji: Barfuß durch Hiroshima. Eine Bildergeschichte gegen den Krieg. Rowohlt Taschenbuch Verlag, Reinbek bei Hamburg 1982 (Erstausgabe Tokio 1975)
Publikationsausschuß Hiroshima/Nagasaki (Hrsg.): Hiroshima – Nagasaki. Eine Bildchronik der atomaren Zerstörung. Tokio 1981. Zu beziehen über: Hiroshima-Information Deutschland e.V., c/o Yaeko Osono, Ellmersstraße 21, 2800 Bremen
Schaarschmidt, Siegfried (Hrsg.): Schrei nach Frieden. Japanische Zeugnisse gegen den Krieg. Econ Verlag, Düsseldorf 1984
Tashiro, Elke, und Jannes K. Tashiro: Hiroshima. Menschen nach dem Atomkrieg. Zeugnisse, Berichte, Folgerungen. Deutscher Taschenbuch Verlag, München 1982
Vinke, Hermann (Hrsg.): Als die erste Atombombe fiel ... Kinder aus Hiroshima berichten. Otto Maier Verlag, Ravensburg 1982 (beruht auf einer 1951 von A. Osada herausgegebenen japanischen Sammlung; das gleiche japanische Original liegt dem zuerst 1965 im Verlag Volk und Welt, Berlin/DDR, erschienenen Band ›Kinder von Hiroshima‹ zugrunde)

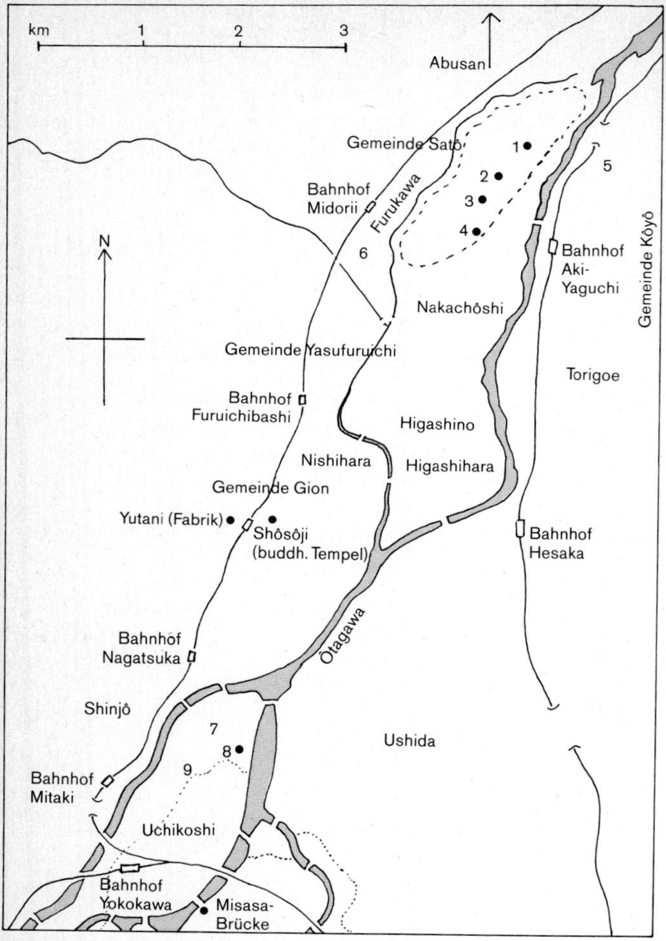

1 Jônan-Mittelschule
2 Jôgyôji (buddh. Tempel)
3 Hachiman-Schrein
4 Grundschule Kawauchi
5 Kuchita
6 Shimo-Midorii
7 Ôshiba
8 Sôtoku-Mittelschule
9 Misasa

– – – – – – – Bereich des Ortsteiles Nukui

.... Grenze des von der Atombombe total zerstörten Gebiets

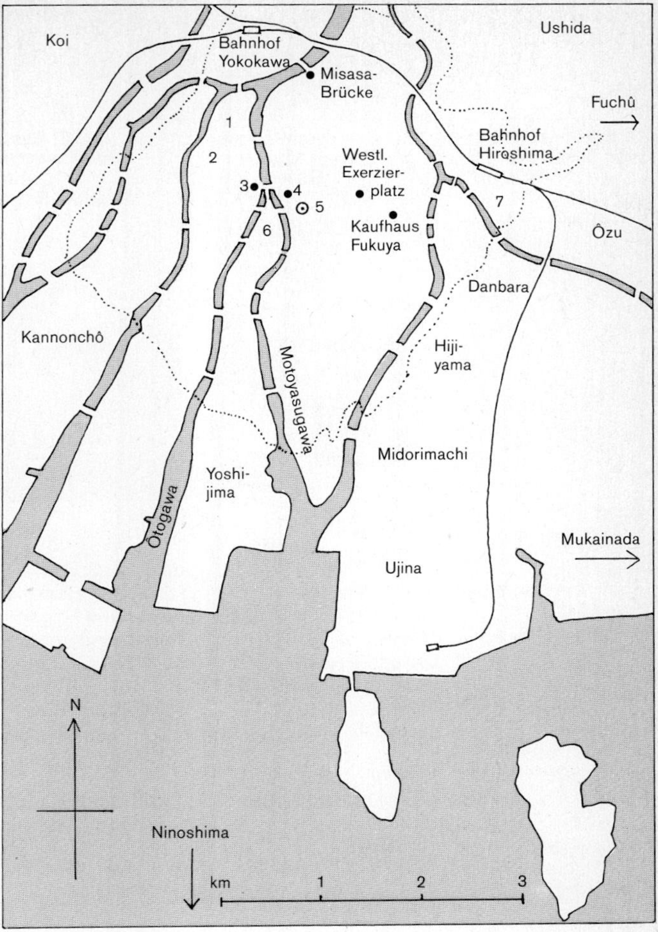

1 Teramachi

2 Tôkaichi

3 Aioi-Brücke

4 Handelskammer (»Atombombenkuppel«)

5 Hypozentrum der Explosion (Ôtemachi)

6 Nakajima (heute: Friedenspark)

7 Kaniya-chô

.... Grenze des von der Atombombe total zerstörten Gebiets